国家级名老中医经典验案解析丛

慢性肾病名医验案解析

许彦来　谢文英　主　编

中国科学技术出版社

·北　京·

图书在版编目（CIP）数据

慢性肾病名医验案解析 / 许彦来，谢文英主编 . -- 北京：中国科学技术出版社，2018.10

ISBN 978-7-5046-8080-8

Ⅰ . ①慢… Ⅱ . ①许… ②谢… Ⅲ . ①肾病（中医）－医案－汇编－中国－现代 Ⅳ . ① R256.5

中国版本图书馆 CIP 数据核字（2018）第 156959 号

策划编辑	崔晓荣
责任编辑	崔晓荣　高　磊
装帧设计	北京胜杰文化发展有限公司
责任校对	凌红霞
责任印制	马宇晨

出　　版	中国科学技术出版社
发　　行	中国科学技术出版社发行部
地　　址	北京市海淀区中关村南大街 16 号
邮　　编	100081
发行电话	010-62173865
传　　真	010-62173081
网　　址	http://www.cspbooks.com.cn

开　　本	720mm×1000mm　1/16
字　　数	270 千字
印　　张	16.5
版　　次	2018 年 10 月第 1 版
印　　次	2018 年 10 月第 1 次印刷
印　　刷	北京盛通印刷股份有限公司
书　　号	ISBN 978-7-5046-8080-8 / R·2282
定　　价	49.00 元

内容提要

　　中医药治疗慢性肾病具有很大的优势。近年来，一些防治慢性肾病的有效方药不断被发现和总结，为临床治疗增添了新的手段和方法。本书在查阅大量文献基础上，经过严格筛选、提炼，共选出国家级名老中医治疗肾病的临床医案近150余例，全面反映了当代名老中医治疗慢性肾病独特的辨证思想和用药经验。本书内容翔实，实用性强，既适合于医学院校师生、中西医医务工作者在临床实践中学习查阅，也可作为慢性肾病患者及其家属的参考读物。

前 言

人体肾有左、右两个，分别位于腰部脊柱的两旁。肾形如蚕豆，外缘隆起，内缘中间凹陷。每个肾长 9 ～ 12cm、宽 5 ～ 6cm、厚 3 ～ 4cm、重 120 ～ 150g。两个肾的形态、大小和重量相似，大部分人的左肾比右肾略大。

肾的主要结构和作用有：①肾小球。完成肾滤过功能，清除体内代谢产物和毒物。②肾小管。重吸收肾小球滤出的有用物质（如糖、氨基酸、小分子蛋白质和盐分等），排泄代谢产物，调节机体酸碱和水的平衡。③集合管和肾盂。尿液排出管路，参与机体水电平衡调节。

肾病是临床常见病、多发病。目前世界上超过 5 亿人患有不同类型的肾病，每年超过百万人死于与慢性肾病相关联的心脑血管疾病。慢性肾病已成为继心脑血管疾病、肿瘤、糖尿病之后又一个威胁人类健康的重要疾病，成为全球性公共卫生问题。在我国，肾病发病率约占总人群的 5%，且多见于儿童和青少年。由于肾病变的发展和恶化，每年全国有 10 万以上的尿毒症患者过早地离开了人世。肾病正在严重威胁着人们的身体健康，成为重要的"隐形杀手"。

中医药治疗肾病具有一定优势，它通过整体辨证施治来修复肾组织，改善肾功能，使肾病得到控制。但要想取得好的疗效，需要一定的时间。几年甚至十几年形成的慢性病，不可能一朝一夕就能治好。所以只有坚持服药才能获得疗效，一两次尿常规检查是不能说明问题的。在治疗过程中，患者常会因感冒、劳累、情绪波动或饮食不当等引起病情的反复，这也是难免的。有些患者不了解这一点，一旦病情出现反复，尿中蛋白或红细胞增多，便打了退堂鼓，以至于功亏一篑。还有些患者服用了一段时间药物后，检查指标都正常了，便自行停药。结果没过多久尿蛋白、红细胞又出现了，这样反复多次，甚至几年，使一些本来可以得到很好控制的疾病，错过了最佳治疗时机。

　　肾病进展缓慢，病程较长，且缠绵不愈，治疗比较困难，患者必须坚持不懈地服药。即使已取得较好的疗效，至少也需要一两年以上巩固治疗。难治的病例，需要的时间应更长。

　　本书汇聚了众多当代名家肾病医案，包括新中国成立以来数批国家级名老中医以及当代中医肾病界的主任医师、教授、博士生导师的肾病医案。在编写体例上，以现代肾病病名为纲，在各个病证之下分别列出名家肾病医案，每案之后均有辨证、治法诊治过程、处方、解析，反映了名家诊治肾病的立法方药及临床思维，为我们提高对肾病辨证论治技能提供了一本很有价值的优秀参考读物。

编　者

目 录

第一章　急性肾小球肾炎

第二章　慢性肾小球肾炎

第三章　肾病综合征

第四章　隐匿性肾小球肾炎

第五章　IgA 肾病

第六章　急性肾衰竭

第七章　慢性肾衰竭

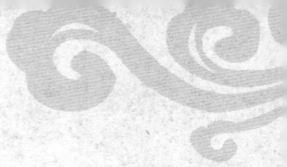

第十六章　尿路结石

第一章 急性肾小球肾炎

急性肾小球肾炎可见于多种病原微生物（如细菌）感染后，急性起病，以血尿、蛋白尿、高血压、水肿和氮质血症的急性肾炎综合征为主要表现。其中最常见的为急性链球菌感染后肾小球肾炎（APSGN），因其具有典型的血清学、组织学和时间演变特点，有别于其他类型的急性肾小球肾炎。

该病在《黄帝内经》中记录为"肾风"，如《素问·评热论篇》说："有病肾风者，面胕庞然壅。"而《金匮要略》则名之为"风水"，《金匮要略·水气病脉证并治第十四》说："寸口脉沉滑者，中有水气，面目肿大，有热，名曰风水。视人之目窠上微拥，如蚕新卧起状，其颈脉动，时时咳，按其手足上，陷而不起者谓风水。"急性肾小球肾炎有尿血现象，故古代文献中又归类为"尿血"。如《金匮要略·五藏风寒积聚病脉证并治第十一》曰："热在下焦，则尿血，亦令淋闭不通。"《中医临床诊疗术语》病名定义中，本病归纳于"皮水"，以新起水肿、尿少、蛋白尿、高血压为主要临床表现的水肿类疾病。总之，中医学以症状定名，无专一病名与急性肾小球肾炎相对，"肾风""风水""尿血""皮水"病名与之相关。

刘渡舟医案

李某，女，15岁。1985年5月26日初诊。患者患急性肾炎已5个月余。经中西医治疗，面部水肿已退。现症见双下肢仍轻度水肿，咽喉灼痛充血，神疲乏力，面色㿠白，腰酸腹胀，纳呆，口干，舌质淡红、苔薄白，脉象沉细。尿常规化验：尿蛋白（＋＋），红细胞（＋＋＋＋），白细胞0～1个/HP。虽经中西医治疗，但尿蛋白及红细胞持续不退。

【辨证】外感风热，伤及肾阴。

【治法】滋肾清热，疏风凉血。

【处方】知柏地黄汤加减：知母10g，生地黄10g，山茱萸10g，山药10g，茯苓12g，牡丹皮10g，泽泻15g，炒黄檗10g，大蓟15g，小蓟15g，荠菜花30g。7剂。水煎服，每日1剂。

1985年6月2日二诊：尿常规复查示蛋白（＋＋），红细胞（＋）。自觉症状有改善。腰酸腹胀已减轻，尿色转淡，口干亦除，咽喉灼痛消失。面仍不华，四肢倦怠，舌色红润，脉象细弱。血热已减，肾之气阴两伤未复，仍守前法。原方加女贞子10g。再服7剂。服法同前。

1985年6月8日三诊：尿常规复查示蛋白微量，红细胞少许。精神转佳，腰酸稍减，尿赤渐清，脉舌如前。血热虽减未清，肾气亏损未复，仍守前方增损。加太子参、炙黄芪各10g，当归10g。嘱服7剂。水煎服，每日1剂。

1985年6月15日四诊：尿常规复查已正常，面色转润。纳谷已增，腰酸改善，舌淡红，脉细。血热得清，肾气损伤亦有恢复之机，再进益气滋肾之品。

【处方】党参10g，生地黄10g，熟地黄10g，山药10g，山茱萸10g，茯苓10g，炒牡丹皮10g，炙黄芪10g，当归10g，生谷芽10g，生麦芽10g。

水煎服，每日1剂。15剂。经连续治疗2个月后，自觉症状改善，尿常规多次检查均正常，2年后追访健康状况良好，已参加工作。

◆ 解析

急性肾炎按其临床表现的不同，一般可分为风热、风寒和寒湿三型。本病例系素体阴虚，外感风热，伤及肾阴，血络受伤，风热之邪留恋不解。此时应分清标本缓急，以滋肾清热为主，佐以疏风凉血之法治之。方以知柏地黄汤出入，酌加大蓟、小蓟、荠菜花、女贞子等，经治疗后风热得清，血热渐减，而肾之阴未复，改以滋肾养阴为主，佐以益气和营。一般而论，急性肾炎的实热证居多，故应重视清热解毒法的应用，宜将此法作为治疗本病的重要原则之一。

【引自】王应麟.名医奇方秘术.北京：中国医药科技出版社，1993.

赵绍琴医案

张某，男，5岁。1990年1月31日初诊。患儿自1个月前因发热、水肿去某儿童医院就诊，化验检查尿蛋白（＋＋＋），血白细胞13×10^9/L，诊断为"急性肾小球肾炎"，住院治疗1个多月，发热仍不退，尿蛋白不降。现症见发热不扬，咳嗽有痰，时有恶心呕吐，面目、眼睑及全身水肿较甚，舌起红刺、苔黄根腻，脉滑数。

【辨证】热郁湿阻，肺气不宣。

【治法】芳香宣化，和胃止呕。

【处方】紫苏叶3g，杏仁6g，佩兰6g，半夏6g，荆芥3g，白茅根、芦根各10g，焦三仙（焦山楂、焦麦芽、焦神曲）各6g，水红花子6g。

服5剂，热退，恶心呕吐未作，水肿见消，仍咳嗽，大便干结，舌红、苔白，尿蛋白（＋）。用宣肺止咳，兼以清化之剂。

【处方】荆芥3g，防风3g，杏仁6g，前胡3g，浙贝母6g，白茅根、芦根各10g，生地榆6g，茜草6g，瓜蒌10g，焦三仙（焦山楂、焦麦芽、焦神曲）各6g，水红花子6g。

又服药5剂，体温正常，咳嗽痰止，水肿消失，食欲渐增，二便正常，精神转佳，舌红苔白，脉滑数，尿蛋白（－）。再以清热凉血化瘀之药治其本。

【处方】荆芥3g，防风3g，生地榆6g，丹参6g，茜草6g，白茅根、芦根各10g，焦麦芽10g。

以此方服药5周，无其他不适，改每周7剂为每周服药3剂，又服5周后未反复，而获痊愈。

名医小传

赵绍琴，北京市人，著名中医内科专家。1956年，到北京中医学院任教，北京中医药大学终身教授，中国中医药学会内科学会顾问，享受国务院政府特殊津贴等。以善治疑难重证而著称。他创造性地把温病卫气营血的理论应用到内科杂病治疗中，对一些疑难病证的治疗均取得了满意疗效。著作有《温病纵横》《赵绍琴临证400法》《赵绍琴内科学》等。

◆ 解析

水肿的辨证，广义可分为阳水与阴水两大类。阳水属实属表，包括风邪外袭，水湿浸渍，湿热蕴结，治疗多以祛邪为主；阴水属里属虚，包括脾肾阳虚或阴阳两虚，治疗多以扶正为主。本案患者发热不扬，咳嗽有痰，水肿较甚；三焦气化不利，中阳被水湿所困，可见恶心呕吐等，其主要矛盾是湿与热互结。对于湿热证的治疗，首当治湿，治湿必先化气，化气必当宣肺。盖肺主一身之气，肺气宣则一身气机通达，营卫调和，气化得行，湿乃自去，湿去热不独存。湿热去诸症自除。因此，先以

◆ 读案心悟

宣肺气化湿浊为法，取紫苏叶、杏仁、芦根宣展肺气，止咳化痰；紫苏叶、佩兰芳香化湿；半夏健脾和胃止呕，化湿去痰止咳；荆芥祛风胜湿，宣通气机；白茅根利湿清热；焦三仙（焦山楂、焦麦芽、焦神曲）、水红花子消食导滞。服药5剂，热退肿消，湿去余热未清。又以前法加生地榆、茜草、瓜蒌等凉血清热之品；再服5剂，诸症皆除，而获痊愈。

【引自】彭建中.赵绍琴临证验案精选.北京：学苑出版社，1996.

张 琪 医 案

庞某，男，10岁。于1991年7月17日初诊。2个月前发现尿色异常，尿混浊色赤，在当地医院化验尿蛋白（＋＋），红细胞充满，疑诊"急性肾小球肾炎"，用青霉素治疗半个多月，尿中红细胞有时15～20个/HP，有时则充满。来诊时尿色黄赤，小腹满闷不舒，大便秘结，手足心热，舌质红、苔白少津，脉滑数。

【辨证】瘀热阻于下焦之血证。

【治法】泻热逐瘀，凉血止血。

【处方】桃仁15g，大黄5g，生地黄20g，牡丹皮15g，赤芍15g，贯众20g，黄芩10g，茜草20g，生甘草10g，地榆炭20g。水煎服。

1991年7月23日二诊：服上方6剂，尿检红细胞10～15个/HP，蛋白（＋），尿色转淡，大便通畅，1日1次，小腹满闷症状减轻，仍有手足心热，舌质红、苔白，脉滑稍数。上方继服6剂。

1991年7月27日三诊：尿检红细胞4～8个/HP，蛋白（－），除手足心热外，余无明显症状，仍以前方加藕节20g，侧柏叶15g。

1991年7月31日四诊：尿检红细胞1～3个/HP，蛋白（－），舌尖红、苔白有津，改用益气养阴清热法巩固疗效。连服10余剂，诸症消失，尿检皆阴性而告愈。随访半年病情稳定未复发。

急性肾小球肾炎、过敏性紫癜肾炎、急慢性肾盂肾炎及膀胱炎，症见尿血色紫或尿如酱油色，或镜下血尿，排尿涩痛不畅，小腹胀痛，腰痛，便秘，手足心热，舌黯红、苔白而干，脉滑或滑数，方拟《伤寒论》桃核承气汤剂凉血止血之药，收效迅速。

【引自】张琪.张琪临证经验荟要.北京：中国中医药出版社，1993.

李 介 鸣 医 案

王某，男，38岁。1989年4月25日初诊。反复水肿2年半，加重1周。患者于两年半前，因患急性上呼吸道感染而致"肾小球肾炎"，经住院治疗，病情稳定，但劳累及感冒后常感腰酸乏力。多次化验示尿蛋白（＋～＋＋）。近1周来，又因工作劳累而出现颜面及双下肢水肿，前去医院，化验尿蛋白（＋＋＋），颗粒管型2～3个/HP。现颜面及双下肢水肿，腰酸腿软，气短乏力，头晕心悸。纳差食呆，面色㿠白，舌质淡、苔白滑，脉弦细。

【辨证】脾肾两虚，水湿内停。

【治法】利水消肿，兼益脾肾。

【处方】五苓散合防己黄芪汤加减：猪苓20g，茯苓20g，泽泻15g，白术12g，桂枝10g，防己12g，炙黄芪20g，桑寄生24g，焦三仙（焦山楂、焦麦芽、焦神曲）各10g，牛膝12g，车前子（包煎）20g，墨旱莲12g，炒杜仲12g。6剂。水煎服。

1989年5月3日二诊：服药后，下肢水肿明显减轻，颜面仍有水肿。腰酸膝软，气短乏力，舌、脉同前。尿蛋白（＋＋），管型（－）。治予前法。上方加桑白皮10g，上方继服6剂。

1989年5月16日三诊：上方连服12剂，水肿渐渐消退，全身乏力，精神疲怠，腰酸足软如前，纳可，脉细，舌苔薄白。尿蛋白（＋＋）。证属脾肾两虚，治予更法更方，用六味地黄汤合四君子汤加减。

【处方】山药30g，泽泻15g，生地黄、熟地黄各12g，炙黄芪30g，茯苓24g，山茱萸12g，炒杜仲12g，牡丹皮12g，党参10g，石韦12g，枸杞子15g，白术12g。6剂。水煎服。

上方连服2个多月，患者自觉腰酸大减，体力增加，每日能到公园活动半天，不觉劳累。尿蛋白（－～＋），管型未见，后又服上方1个多月，尿检基本正常，以上诸症消失，恢复半日工作。

◆ 解析

本案以蛋白尿和水肿为主要表现，因久病劳倦伤及脾肾二脏所致。由于阳气虚弱，气不化水，水湿泛滥而见水肿。脾气不升，肾不固摄而见蛋白尿，此时正虚邪实，辨治时，强调既要重视正虚，更要针对邪实，标本兼治，先以五苓散合防己黄芪汤，温阳化气、行水消肿；同时加杜仲、牛膝、桑寄生补肝肾、壮筋骨；焦三仙（焦山楂、焦麦芽、焦神曲）健脾消食益胃；车前子、墨旱莲清热利湿，既利水消肿，又防湿蕴日久化热。6剂药后，水肿消退大半，而面部水肿依旧，故加桑白皮肃降肺气，通调水道，专消颜面水肿。12剂后，水肿消退，又以六味地黄汤合四君子汤加减，重在益肾健脾治其本。其中加大炙黄芪的用量，补益脾肾之气，以升阳益精，助气化以消除尿蛋白，同时可以利水消肿。如此顺应病因病机，调整数月而奏效。

◆ 读案心悟

【引自】曲家珍，李琏，范爱华. 李介鸣临证验案精选. 北京：学苑出版社，2007.

杨甲三医案

刘某，女，19岁。1996年3月12日初诊。患者1年前因患急性肾炎，曾在某医院就诊，服西药对症治疗，症状稍见好转。但每因劳累后又见下肢水肿，伴腰膝酸软，时见腰痛，疲倦少寐，头晕耳鸣，纳少腹胀，小便短少，面色萎黄，查尿蛋白（＋），舌红、苔腻，脉沉细弱。诊断为水肿。

【辨证】 脾肾两虚。

【治法】 健脾益肾，清热利湿，升消降浊。

【处方】 党参10g，当归10g，生地黄15g，山药15g，升麻3g，柴胡3g，陈皮6g，炙甘草6g，女贞子15g，墨旱莲10g，牡丹皮10g，山茱萸10g，茯苓10g，泽泻10g，冬葵子15g，白茅根15g，南沙参10g。

7剂。水煎服，每日1剂，早、晚2次，空腹分服。

1996年4月23日二诊：每周来复诊1次，经服药40余剂后，患者精神状态明显好转，上课能专心听讲，头晕、耳鸣、腹胀症状消失，小便自调，查尿蛋白（－），劳累后偶尔下肢仍见轻度水肿，睡眠不实。嘱劳逸结合，注意休息，进食低盐饮食。上方加生姜3片，大枣5枚以调和药性，继服1个月。

1996年5月7日三诊：患者精神好，面色红润，水肿消失，睡眠正常，复查尿蛋白（－）。嘱继续服前药1个月以巩固疗效。1年后随访，症状未见反复。

◆ 解析

水肿病起日久，反复发作，正虚邪恋则缠绵难愈。故以党参、山药、茯苓、泽泻益气健脾利湿，冬葵子、白茅根清热利湿祛邪而不伤阴。升麻以升阳而散热，使邪从外解，浊自下降。柴胡引清阳之气，升中有散，为防其升散

◆ 读案心悟

慢性肾病

名医验案解析

耗伤气阴，用量控制在3g，则无耗气伤阴助热之弊。当归、陈皮理气活血，沙参入肺，取其金生水，以清肺养阴助肾利水消水肿。然水肿的治疗，尤重于肾，而水肿与伤阴并见之象，当此之时，单厚味滋阴之品有助于祛水邪之弊，利水又虑伤阴，而以六味地黄丸合二至丸加减来补肾、生精治病本，补中有清，全方合用，标本皆治故以收全功。

【引自】杨甲三.杨甲三临证论治.哈尔滨：黑龙江科学技术出版社，2000.

龚丽娟医案

陈某，男，23岁。2010年4月6日初诊。患者1个月前因受凉而出现恶寒发热，咽痛咳嗽，自服感冒药及抗生素后，发热退，而咽痒仍作。3天前晨起出现肉眼血尿1次，无尿频、尿急、尿痛，查面肢无水肿，咽红，双侧扁桃体轻度肿大，舌质淡红、苔薄黄，脉细。查尿常规：隐血（＋＋＋），蛋白（＋）；尿相位差：红细胞126万/mL，多形型。中医诊断：尿血；西医诊断：急性肾炎。

【辨证】风热犯肺，湿热蕴结。

【治法】清咽渗利。

【处方】玄参10g，麦冬10g，射干10g，金银花10g，鸭跖草15g，生薏苡仁20g，茯苓20g，石韦20g，小蓟20g，白茅根15g，芦根15g，仙鹤草30g，侧柏炭15g，生甘草5g。7剂，水煎服。

2010年4月13日二诊：服药后尿常规示隐血（＋），蛋白（±）；尿相位差：红细胞23万/mL，混合型；血生化示肝肾功能正常，血压130/80mmHg，仍觉咽痒不适，舌苔根部黄腻，舌质淡红，脉细。治疗仍宗原法。上方去鸭跖草，加蝉蜕6g。14剂，水煎服。

2010年5月27日三诊：服药后尿检蛋白阴性，隐血（＋），无明显不适，唯劳累后觉腰酸乏力，咽稍红，双侧扁桃体轻度肿大，舌质淡红、苔薄白，脉细。患者急性期已过，进入恢复期阶段，治疗以益肾清利。

【处方】生黄芪20g，太子参15g，炒白术12g，薏苡仁20g，川续断15g，桑寄生15g，枸杞子15g，白茅根30g，仙鹤草30g，大蓟30g，小蓟30g，生槐花15g，金樱子15g，玄参10g，重楼10g，制僵蚕15g，蝉蜕5g。28剂，水煎服。

2010年6月25日四诊：服上方1个月后尿检常规已正常，咽无不适，唯久站或行走久时觉腰酸明显，舌质淡红、苔薄白，脉细。治以益气养阴，补肾善后。

【处方】生黄芪20g，太子参15g，茯苓12g，薏苡仁20g，怀山药20g，川续断15g，桑寄生15g，烫狗脊15g，金樱子15g，枸杞子15g，白茅根20g，芦根20g，仙鹤草20g，槐花10g，女贞子15g，枸骨叶15g，荠菜花15g。14剂，水煎服。

◆ 解析

急性肾炎与上呼吸道感染有关者所占比例较高。本病例因起居不慎，感受外邪，风热毒邪蕴结咽喉，病及肾，热伤血络，故临床表现以血尿为主。治疗首当从咽论治，清咽解毒、淡渗利湿为治，直至咽喉部感染症状彻底消除为止，故初诊、二诊、三诊分别用玄参、麦冬、射干、金银花、蝉蜕、重楼、僵蚕等品清利咽喉。早期血尿治疗当以清利凉血止血为主，故配用大蓟、小蓟、白茅根、仙鹤草、槐花等以防湿热久稽，闭门留寇。急性肾炎的发生，内因在于肾气亏虚，肾气不足，致病邪乘虚而入，故恢复期治疗应注重益肾健脾，培补正气。本例从三诊始即逐步增加补肾之品，并以平补气阴为主，避免使用温燥之品，以防镜下血尿久治不愈。

◆ 读案心悟

【引自】盛梅笑.龚丽娟治疗肾病临证实录.北京：人民卫生出版社，2014.

邹燕勤医案

陈某，男，23岁。2003年4月6日初诊。主诉：咽痒1个月，血尿3天。病史：患者1个月前因受凉而出现恶寒发热，咽痛咳嗽，自服感冒药及抗生素后，发热退，而咽痒仍作。3天前晨起时出现肉眼血尿1次，无尿频、尿急、尿痛，查面、肢无水肿，咽红，两侧扁桃体Ⅰ～Ⅱ度肿大，舌淡红、苔薄黄，脉细。尿常规：隐血（＋＋＋），蛋白（＋）。尿相位差：红细胞126万/mL，混合型。舌淡红、苔薄黄，脉细。

【辨证】咽喉湿热。

【治法】清咽渗利。

【处方】玄参10g，麦冬10g，射干10g，金银花10g，鸭跖草15g，生薏苡仁20g，茯苓20g，石韦10g，小蓟15g，白茅根30g，仙鹤草15g，枸杞子20g，侧柏炭15g，生甘草5g。

医嘱：忌服辛辣刺激性食物，慎防外感，避免过度劳累。

2003年5月3日二诊：尿常规示隐血（＋），蛋白（±），尿相位差：红细胞23万/mL，混合型。血生化示肝、肾功能正常。血压130/80mmHg。仍觉咽痒不适，舌淡红、舌根苔黄腻，脉细。治疗仍宗原意，前方去鸭跖草，加蝉蜕6g。

2003年6月4日三诊：上方服1个月后，尿检蛋白阴性，隐血（＋），无明显不适，唯劳累后腰酸乏力，舌淡红、苔薄白，脉细，咽稍红，两侧扁桃体Ⅰ度肿大。患者急性期已过，进入恢复期阶段，治疗拟补肾清利。

【处方】川续断15g，炒白术10g，仙鹤草30g，玄参10g，桑寄生15g，生薏苡仁20g，大蓟、小蓟各30g，重楼10g，太子参15g，枸杞子15g，槐花10g，制大黄10g，生黄芪20g，白茅根30g，金樱子15g，蝉蜕5g。

2003年7月5日四诊：服药1个月后，患者尿常规已正常，咽无不适，唯久站或行走久时觉腰酸明显，舌淡红、苔薄白，脉细。治宜益气养阴，补肾善后。

【处方】太子参15g，生黄芪20g，川续断15g，桑寄生15g，枸杞子20g，生薏苡仁20g，怀山药20g，云茯苓15g，白茅根、芦根各20g，仙鹤草30g，槐花10g，女贞子15g，枸骨叶15g，制狗脊15g，金樱子15g，荠菜花15g。

◆ 解析

急性肾小球肾炎属中医学"风水""尿血"等范畴。患者先天肾气不足，或肾元亏虚是本病发生的内因；外邪袭表导致肺失宣肃，不能通调水道，下输膀胱，脾失运化，水湿内蕴是发病的外因。急性肾炎的辨证治疗应该注意扶正祛邪，标本兼顾，维护肾气的原则，并积极控制原发疾病，如上呼吸道感染、丹毒或皮肤化脓性疾病等。持续治疗至咽喉部感染症状彻底消除为止，故初诊、二诊直至三诊皆分别用玄参、麦冬、射干、金银花、蝉蜕、重楼以清热利咽。早期血尿治疗以清利凉血止血为主，故配用小蓟、白茅根、仙鹤草、槐花、大蓟等以防湿热久稽，闭门留寇。本病例从三诊始即逐步增加补肾之品，并以平补气阴为主，避免使用温燥之品。总之，急性肾炎的治疗常分急性期和恢复期两个阶段，前者以清利为主，后者以扶正为主，根据邪正的轻重而配合用药，其中彻底根除感染病灶是治疗的关键。

【引自】周恩超，易岚.邹燕勤中医肾病临床求真.北京：人民卫生出版社，2014.

◆ 读案心悟

邹云翔医案

张某，女，12岁，患者全身水肿，尿量减少已10余天。水肿先见于眼睑，继则遍及全身。低热微咳，大便不实。脉浮大，苔薄黄。尿检：蛋白（＋＋＋），红细胞0～1个/HP，白细胞少许，体温38℃，血压146/100mmHg，此乃风邪袭于肺卫，风水相搏所致，疏风宣肺以散其上，渗湿利尿以消其下，以使上下分消水热孤矣。

【辨证】风水相搏。

【治法】清热利湿，健脾补肾。

【处方】净麻黄1.2g，光杏仁5g，紫苏子5g，云茯苓15g，青防风3g，生黄芪15g，莱菔子5g，生薏苡仁12g，陈皮3g，生姜皮3g，炙鸡内金3g，厚朴9g，川续断5g，车前子（包煎）9g，生甘草1g。

水煎服，每日1剂，早、晚分两次服用。内服5剂。

二诊：水肿已退，低热除，大便调实。唯纳谷不振。尿检：蛋白（＋），血压138/96mmHg。风水已去，当责在脾肾。

【处方】炒苍术2.4g，法半夏5g，炒陈皮3g，生薏苡仁3g，炒薏苡仁3g，续断4.5g，云茯苓9g，焦白芍9g，炙鸡内金8g，焦神曲3g，炒枸杞子12g，潞党参9g，香橼皮4.5g，厚杜仲9g，焦麦芽3g，焦谷芽3g。

以上方加减服20余剂，血压降为正常，尿检：蛋白（－）。随访2年，未见复发。

名医小传

邹云翔先生，师从于江苏名医刘莲荪先生和上海名医丁仲英先生。抗战爆发后在沪积极参加抗日救国运动，担任中医救伤医院内科主任，抗战胜利后由重庆至南京行医，1954年奉命筹建江苏省中医院。邹云翔学术思想是我国中医学科的理论基础，他为我国中医学发展做出了重大贡献。

◆ 解析

本方为江苏省中医院已故著名肾病专家邹云翔治疗急性肾炎风水相搏证之验方。邹老认为，肺主一身之气，开窍于鼻，外合皮毛，为水之上源，如壶之盖，可通调水道，下输膀胱。今风邪袭于肺卫，一则腠理闭塞，再则肺失宣肃，治节之令失司，三焦气化不利，水道失于通调，汗既不得宣泄于外，水液又不能畅输于膀胱，遂致风遏水阻，风水相搏，发为水肿，病初邪盛为实，故先以疏风宣肺兼以渗湿利尿之品，然脾肾两虚是本病之本，故用上方先使邪祛肿消，后以健脾补肾调治本病而收全功。

【引自】邹云翔.邹云翔医案选.北京：中国中医药出版社，2013.

李凤翔医案

马某，女，22岁。1980年5月25日初诊。主诉：尿血、淋漓涩痛2个月。病史：2个月前患者曾小便频数，淋漓作痛，治愈后又因赛球而突然尿血，腰部酸痛。尿检：红细胞满视野，有白细胞、脓细胞及蛋白等。初步诊断为肾盂肾炎。治疗经过：从开始尿血即用青霉素、链霉素，每日肌内注射，内服消炎、利尿药，治疗2个月，血尿不减。现症：腰酸痛而困，周身乏力，头晕目眩，面色无华，小便频数，且颜色鲜红如血。饮食尚可，大便正常。脉沉弱而微数，苔白。

【辨证】下焦湿热，内接膀胱。

【治法】育阴利水兼止血。

【处方】猪苓10g，泽泻12g，云茯苓10g，阿胶（烊化）10g，滑石15g，生地黄12g，车前子（包煎）10g，墨旱莲10g。

水煎2次服，共服6剂。服2剂后，血尿减少，腰痛亦轻，6剂尽，未见血尿。

二诊：因月经来潮，未验尿，又依前方服6剂，尿检：蛋白微量。

三诊：一切均好，唯呕恶不欲食，改用小柴胡汤2剂而愈。

◆ 解析

◆ 读案心悟

尿血在《黄帝内经》中早有记载，称为"溲血"或"溺血"。所谓尿血，即血如水下。血淋与尿血，同是小便带血，鉴别点是血淋出于膀胱或尿道，淋则淋涩作痛；血尿出于肾，路经膀胱，虽尿血而不疼痛。其病因同是热结下焦。故采用猪苓汤育阴利水而配以生地黄、墨旱莲、车前子滋阴兼清热之品以治之。此方即五苓散去肉桂、白术加阿胶育阴，滑石清热，以治少阴之水热，寓育阴于利水之中，为利小便之润剂。专治因下焦蓄热而致的阴络伤损的尿血、血淋。淡以渗湿，寒能胜热。茯苓甘淡渗脾肾之湿；猪苓甘淡，化气行水；泽泻咸寒胜热，利水通淋而补阴不足，兼泄肾与膀胱之蕴热；滑石甘淡而寒，体重降火，火熄血自不妄行；阿胶甘平滑润，既能通利水道，使热邪从小便下降，又能止血；生地黄滋阴降火；墨旱莲凉血止血；车前子通利膀胱兼补肾窍。如此热减而血渐止。随后因呕恶不欲饮食，而改用小柴胡汤两剂治愈。

【引自】罗增刚.李凤翔临证经验集.北京：学苑出版社，2007.

陈以平医案

吴某，男，42岁。其3个月前因劳累过度，发现面目四肢水肿，按之凹陷，并觉神疲纳少，腰腿酸软，小便黄少，就诊于某医院。尿常规检查：蛋白（＋＋＋），白细胞（＋＋），红细胞（＋＋），颗粒管型1～4个/HP，血压160/100mmHg，诊断为"急性肾小球肾炎"。西药：肌内注射青霉素及口服利尿药；中药：知柏地黄汤加味。

【辨证】 湿热内阻，兼夹风阳。

【治法】 清热利湿，芳化息风。

【处方】 熟地黄24g，山茱萸12g，干山药12g，泽泻9g，茯苓（去皮）9g，牡丹皮9g，知母24g，黄檗24g，金钱草10g。

二诊：上述药物治疗7天后无效，反见腹胀纳呆，大便溏薄，怯冷，四末不温。

【处方】 金匮肾气汤：巴戟天10g，淫羊藿6g，熟地黄15g，山茱萸15g，山药15g，茯苓15g，牡丹皮10g，泽泻10g，白术12g，神曲5g。

7剂。每日1剂，水煎服。

三诊：服后仍不见效果，自觉面部烘热，心烦不寐，乃改赴某医院求治。尿常规：蛋白（＋＋＋），白细胞（＋＋），红细胞（＋＋＋），颗粒管型4～9个/HP，血压180/100mmHg，仍诊断为"急性肾小球肾炎"。当时症见面目四肢微肿，四末欠温，颜面烘热，头昏胀痛，心烦不寐，腹胀纳呆，大便溏滞不爽，舌红、苔黄腻，脉弦稍数。辨证为湿热内蕴，兼夹风阳。治以清热利湿，芳化息风。八正散、小蓟饮子合方加减。

【处方】 萹蓄10g，瞿麦10g，小蓟15g，淡竹叶8g，白茅根10g，玉米须8g，木通15g，焦山栀10g，藿香10g，佩兰15g，白豆蔻15g，连皮茯苓10g，钩藤12g。未用西药。

30剂，每日1剂，水煎服。

四诊：1个月后小便复查示蛋白（＋），白细胞0～3个/HP，红细胞1～3个/HP，血压130/80mmHg，临床症状消失。

◆ 解析

◆ 读案心悟

本证一再误治，关键在于错将西医"肾小球肾炎"，误认为中医之肾病。病在早期系由于劳倦伤脾，脾失健运，以致水湿内蕴，泛溢肌肤而四肢水肿，其属水肿病之阳水证。治宜健脾利水，方如五苓散、五皮饮合方加减。但初诊误以脾病为肾病，用知柏地黄汤甘寒滋腻之剂补其肾阴，致湿邪壅滞，脾阳受困，健运无权，而见腹胀纳呆、大便溏薄、怯冷、四末不温，此时医者不解其为脾阳不伸，阳气不能达于四末所致，辨证识病仍不离肾，误以"怯冷、四末不温"为肾阳不足，服用肾气丸加减。以巴戟天、淫羊藿易附桂，表面似稳妥，但治疗大法已错，使湿邪更加蕴结不解，且湿郁化热，引动风阳，产生头面烘热、心烦不寐等证。其舌红润、苔黄腻为湿热之证，脉弦稍数为风阳上扰之象。

【引自】尤昭玲，何清湖，何泽云.肾脏病名家医案·妙方解析.北京：人民军医出版社，2007.

来春茂医案

施某，男，17岁。1974年4月16日初诊。血尿12天，发现眼睑颜面水肿，继而全身水肿。尿量少，尿色粉红。尿查：蛋白（＋＋），红细胞（＋＋），白细胞（＋），细胞管型（＋＋）。血压130/80mmHg，诊断为急性肾小球肾炎，曾住某医院用激素、维生素C、氢氯噻嗪（双氢克尿塞）等西药治疗，症状消退后出院。半个月后水肿复发。患者周身明显水肿，眼睑颜面尤甚，小便短，尿色呈棕褐色，腹胀，有轻度腹水。并恶寒发热，咳嗽气喘、痰鸣，口渴，大便结，舌苔薄、舌质红。治用越婢汤加减。

【辨证】营卫亏虚。

【治法】清热化痰，止咳平喘。

【处方】麻黄6g，生石膏15g，生姜6g，杏仁6g，大腹皮6g，薏苡仁9g，桑白皮6g，白茅根15g，甘草3g。

服上方2剂，咳嗽减，热退，小便量多，唯水肿未消。原方加商陆9g，西瓜皮60g，减桑白皮。

续服8剂，水肿虽消退，腹水尚未除尽。口渴，舌红、苔干黄，小便短热，肾津方损，再用越婢汤加生地黄15g，西瓜皮60g，薏苡仁15g，怀牛膝12g，肉桂1.5g。

四诊：腹水基本消除，尿液检查3次蛋白均（－）。唯自汗，倦怠乏力。处以黄芪15g，生薏苡仁30g，怀山药20g，炙甘草6g，大枣15g，生姜9g，补气健脾，除湿和营卫，每日1剂，治疗月余而安。

◆ 解析

本案为急性肾炎，用越婢汤加减治愈，因该方具有宣通肺胃，使阳气外达的功效，并能外解寒邪，内清里热，调整三焦气化功能以消水肿。本案初诊见发热恶寒、水肿便短、咳逆气喘，故加杏仁、桑白皮，通降肺气，治咳嗽而畅水道；加腹皮、薏苡仁、白茅根消水肿，清利湿热止血尿；去大枣，急则治标意。复诊咳喘发热均退，唯肿未消，加商陆、西瓜皮增加利尿作用。三诊肿消大半，肾阴亦伤，所以加生地黄、怀牛膝、肉桂、西瓜皮，收到滋阴降火、引火归原、泄浊下行、调整气化、消除水肿的功效，故见功绩。待肿消后，以培补收功。

◆ 读案心悟

【引自】来春茂. 来春茂医话. 昆明：云南人民出版社，1984.

李 玉 泽 医 案

杨某，女，7岁。1965年9月18日入院。患者自入夏以来全身不断生疖肿，近日出现恶寒发热，周身骨节疼痛，微有咳嗽，渐而颜面及全身水肿，小便短黄，体温38.6℃，双下肢仍见散在疖肿。尿检：蛋白（＋＋＋），白细胞（＋），红细胞（－），管型（＋）。脉浮数。诊断为"急性肾小球肾炎"。

【辨证】 湿热内蕴，外感风邪。

【治法】 散风祛邪，清热利湿。

【处方】 麻桂苓泽汤加味。麻黄2g，桂枝、紫苏叶各5g，杏仁、白芍、泽泻、茯苓、防己、甘草各6g。

每日1剂，水煎服。药后盖被使微汗出。

1965年9月19日二诊：寒热停止，脉静身凉，骨节疼痛减轻，小便仍黄短。因为表证已解而湿热未除，改四苓散加味，清热利湿。

【处方】 猪苓、茯苓、泽泻、白术各6g，浮萍草9g，白茅根、西瓜皮各15g。3剂。水煎服。

1965年9月22日三诊：药后小便清利，水肿消退。疖疮向愈。尿检：蛋白（＋）。上方加滑石6g，山药12g，白术改为9g，健脾利湿。又服13剂。

1965年9月27日四诊：皆正常。次日出院。

◆ 解析 ～～～

　　本例患儿因入夏后感觉湿热，郁闭肌表发为疖肿；复感风邪，风邪犯肺，肺失宣降，不能通调水道以致水肿。治疗首用麻黄、桂枝、紫苏叶、杏仁宣肺解表，佐以防己、茯苓、泽

◆ 读案心悟

泻清热利湿。1剂后，风去表解，复用四苓散加浮萍、白茅根、西瓜皮清热利湿消肿。服药后水肿消退而尿蛋白减少，此为湿热久羁伤及脾肾，肾关不密的表现。故在原方中加滑石清除湿热；重用白术、山药健脾补肾。3剂后尿蛋白转阴性。湿热既除，肌表疮肿亦愈。

【引自】焦作市卫生局.水肿：老中医李玉泽医疗精选编.郑州：河南人民卫生出版社，1978.

言庚孚医案

陈某，男，30岁。1972年8月20日初诊。时值酷暑之际，腠理开泄，汗出如洗，复受风雨侵袭，肺卫首当其冲，宣肃之令失司，通调之权失灵，风水相搏，上壅于肺，流溢肌肤，面目肿甚，畏寒发热，咳嗽咽痛，胸闷腹胀，纳差便秘，小便短少。在某院治疗5天，尚无转机，病势发展，周身水肿，脉沉细而数，舌淡红苔黄腻。经旨"开鬼门，洁净府"。借用仲景麻黄连翘赤小豆汤加味宣肺利水。

【辨证】肺失肃降，水湿内蕴。

【治法】宣肺利水，清热解毒。

【处方】净麻黄6g，苦杏仁10g，粉葛根12g，净连翘10g，桑白皮10g，赤小豆15g，泽泻10g，生白术10g，车前子10g，广地龙6g，生甘草3g，碧玉散（滑石、甘草组成）（包煎）10g。

1972年8月26日二诊：上方进服4剂，周身汗出热退，小便清长，水肿消退明显，脉转弦缓。肺气得宣，故改用化气利水之五苓散加味。

【处方】白茯苓10g，生白术10g，泽泻10g，淡猪苓10g，川肉桂皮6g，赤小豆15g，生甘草3g，粉葛根12g。

1972年9月1日三诊：上方进服4剂，诸症痊愈，脉细，舌淡红、苔薄白，法当益气健脾，调理善后。

慢性肾病

名医验案解析

【处方】西党参12g，炒白术10g，云茯苓10g，陈广皮6g，赤小豆12g，粉葛根10g，厚杜仲10g，粉甘草3g。

随访至1977年，5年来，诸症无复发。

◆ 解析 ～～～～

◆读案心悟

麻黄连翘赤小豆汤是张仲景用治湿热黄疸的处方，现借用此方治风水。风水之因主要在风邪犯肺，肺气壅塞，肺失肃降，水道不利，泛溢而肿。麻黄连翘赤小豆汤具宣肺利水、清热解毒之功，用于风水证，较为妥当，可谓异病同治之范例。

本例病发于酷暑，言老医师注意时令用药，加用碧玉散，清暑利湿，用心良苦。

【引自】言庚孚.重订言庚孚医疗经验集.北京：人民军医出版社，2013.

刘 志 明 医 案

何某，男，6岁。1985年10月20日初诊。患者1周前因感受外邪出现咽喉疼痛，畏寒发热，身疼痛，咳嗽，痰少，继而出现眼睑及面部水肿，逐渐发展为四肢及阴囊水肿，起病以来饮食尚可，小便短赤、量少，每日尿量500mL左右。诊查：体温38.2℃，急性重病面容，咽部充血，颜面及双下肢水肿明显，足背按之凹陷不起，阴囊水肿亦甚。尿检：蛋白（±），白细胞1～2个/HP，红细胞3～5个/HP，颗粒管型0～1个/HP。舌苔薄、黄白相间，脉浮滑数。西医诊断为"急性肾小球肾炎"。

【辨证】邪犯肺卫，宣肃失常，卫气壅遏。

【治法】疏风解表，宣肺利气。

【处方】荆防败毒散：荆芥9g，防风9g，薄荷5g，金银花12g，连翘12g，麻黄6g，杏仁6g，甘草5g，茯苓9g，枳壳5g，桔梗5g，柴胡6g，前胡6g。

上方服3剂，喉痛、咳嗽除，寒热解，尿量明显增加，水肿逐渐消退。守原方继续服用5剂，水肿消退，多次尿检正常，追踪2年，未见复发。

名医小传

刘志明，主任医师，博士研究生导师，享受国务院政府特殊津贴。现任中国中医科学院资深研究员，中国中医研究院学术委员会委员和学位委员会委员，兼任北京中医药大学、中国中医研究院研究生部客座教授。对内科疑难杂症有独特的见解和治疗。发表学术论文30余篇。主编或参编专著7部。目前承担科研课题5项。

慢性肾病

名医验案解析

◆ 解析

荆防败毒散有发汗解表、散风祛湿之功，习惯用于外感风寒，内有痰湿及湿毒流注脚肿、腮肿等疾病。刘老用来治疗风水，是其几十年临证经验，方中荆芥、防风、麻黄辛温，薄荷、金银花、连翘辛凉，温凉相参，表里双解。荆芥、防风又有疏风宣肺之功，麻黄宜散水湿，柴胡散热升清，前胡、枳壳降气行痰，协桔梗、茯苓泻肺热除湿消肿，甘草和里而发表。全方以祛风、热、郁、湿诸邪为主，且攘外安内，祛邪而不伤正。

【引自】刘志明.猪苓汤加味治疗胃炎7例.中华实用中西医杂志，2003，3（18）：9.

◆ 读案心悟

曾慧莲医案

王某，男，28岁。2002年8月5日初诊。2周前因受凉后，始有恶寒头痛、鼻塞流涕、咽痛咳嗽、背脊冷痛等症，经治疗后症状好转，继则出现晨起双眼水肿，午后双下肢出现水肿，尿量减少，尿色加深。查体温37.9℃，咽部略红肿，扁桃体肿大，心肺无殊，双下肢有轻度凹陷性水肿。血常规：白细胞11.9×10^9/L，中性粒细胞0.81。血肌酐、尿素氮正常。尿常规：蛋白（＋＋），红细胞（＋）。苔薄白，脉浮紧。

【辨证】风寒袭表，风水相搏，水邪泛溢。

【治法】解表通阳，宣肺利水消肿。

【处方】越婢加术汤合五苓散加减。麻黄10g，桂枝6g，猪苓、茯苓各12g，泽泻30g，白术12g，防风10g，杏仁6g，车前子15g，紫苏叶6g，金银花12g，连翘10g，葶苈子10g，生甘草6g。

5剂。每日1剂，水煎服。

二诊：药后小便量多，颜色转清，双下肢水肿已退，双眼不再水肿，查咽部已不红肿，扁桃体阴性。复查血常规：白细胞7.8×10^9/L。尿常规：尿蛋白（＋）。拟原方加减服用1个月余，嗣后又改进健脾益气利水之剂，前后调治2个月而收全功。

◆ 解析

通阳一法，自《金匮要略》治杂病始，便成为临证中重要的治疗法则。在水肿病尤其是阳水的发病过程中，肺、脾、肾三脏阳气阻遏不利是本病发生的基本病机。而水湿之通路尤以发汗利尿除湿为速，故通阳利水用治水肿之病屡获疗效。

◆ 读案心悟

此患者风寒外袭，肺卫阳气壅遏，肺气不能宣肃，水道不通，故而导致水液泛滥为患，究其病机实乃风水相搏，阳气不通之故，是以宣通卫阳，疏调阳气运转乃治病之首务。经用解表通阳、宣肺利水之剂而短期见效，反映了辨证论治的准确性，也是通阳法临证运用的范例。

【引自】曾慧建. 通阳利水法治疗肾炎临床探究. 实用中医内科杂志，2003，17（6）.

谢 明 映 医 案

李某，男，6岁。1998年6月25日入院。患者主诉发热咽痛10天，眼睑、颜面水肿，尿少3天。入院时查体：体温37℃，脉搏82次/分，呼吸20次/分，血压120/90mmHg。体重增加，眼睑、颜面水肿，四肢肿胀，按之无凹陷，心肺未见异常，双肾区轻叩击痛。抗"O"阳性，补体ANA下降，肌酐下降。尿常规：蛋白（＋），隐血（＋＋），镜检红细胞7个/HP，颗粒管型（＋），红细胞管型（＋＋）。诊断：急性肾炎。

【辨证】热毒内侵。

【治法】清热利湿，解毒宣肺。

【处方】①麻黄连翘赤小豆汤加味：麻黄10g，防己10g，连翘10g，白术10g，茯苓皮10g，桂枝10g，黄芪10g，陈皮10g，通草10g，赤小豆30g，鱼腥草30g。②同时采用青霉素静脉滴注，氢氯噻嗪（双氢克尿塞）口服，以及支持对症治疗。

二诊：半个月后，患儿颜面肢体水肿消失，血压正常。复查尿常规：隐血（＋＋），尿蛋白（－），镜检红细胞7个/HP，无管型。进入恢复期，遗留血尿未消。停服其他一切药物，给予生地黄、小蓟、知母、墨旱莲、女贞子、益母草各8g，赤芍6g，白茅根15g。

每日1剂，煎服。半个月后，隔日验尿，3次均无隐血和红细胞，遂告治愈。随访1年，无复发。

◆ 解析

急性肾炎多为溶血性链球菌感染引起。小儿为稚阴稚阳之体，肾常不足，感染热毒，余热未清，肾阴不足，膀胱湿热，故急性肾炎恢复期血尿顽固难消。方中生地黄、女贞子、墨旱莲滋阴益肾；白茅根、小蓟、知母清利膀胱湿热；益母草、赤芍清热、凉血、活血化瘀。诸药共奏滋阴益肾、清热利湿、凉血止血之功，故能取得良效。

【引自】谢明映.应用中药治疗小儿急性肾炎恢复期血尿60例.四川中医，2001，19（1）．

◆ 读案心悟

时 振 声 医 案

刘某，男，6岁，门诊病例。因上呼吸道感染后1周，出现眼睑水肿，尿检：蛋白（＋＋），红细胞2～6个/HP，白细胞0～1个/HP，颗粒管型0～1个/HP。目前仍有咽痛，稍有咳嗽，脉细数，舌红苔薄黄。

【辨证】风水热证。

【治法】疏风散热佐以渗利。

【处方】越婢五皮饮加减：麻黄3g，生石膏15g，杏仁3g，生甘草3g，桔梗3g，桑白皮10g，陈皮6g，茯苓皮15g，大腹皮6g，冬瓜皮15g。

将上药（除生石膏外）用水浸泡30分钟，先将生石膏放入砂锅中，煎20分钟，再与浸泡好的药物同煎20分钟，每煎2次，将两次所得药液混合，分2次温服，每日1剂。服药期间，忌食生冷油腻之品。

服药3剂，眼睑水肿消失，咽痛减轻，尿蛋白（＋），镜检（－）。又继服1周，尿检（－）。以养阴清热善后，金银花10g，麦冬10g，生地黄6g，女贞子6g，墨旱莲6g，益母草15g，白茅根15g。继服2周，复查尿常规（－）。

◆ 解析

◆ 读案心悟

本方是中国中医科学院西苑医院已故著名肾病专家时振声教授的经验方。本方由越婢汤合五皮饮化裁而来，方中麻黄、石膏、杏仁宣散风热，桑白皮降肺利水，陈皮、大腹皮行气利水，茯苓、车前子渗利水湿，亦为宣肺利水之剂。

咽喉肿痛者，加金银花30g，连翘12g；小便黄赤或尿血者，加小蓟30g，白茅根30g；大便干结者，加全瓜蒌、大黄；腰痛或关节疼痛者加杜仲15g，忍冬藤30g，防风10g，汉防己10g。

【引自】时振声.时氏中医肾脏病学.北京：中国医药科技出版社，1996.

慢性肾病

名医验案解析

第二章　慢性肾小球肾炎

　　慢性肾小球肾炎简称慢性肾炎，是一组原发于肾小球的疾病，其起病隐匿，临床表现多样，轻重不一，病情迁延，随着病情的发展，可出现肾功能减退、贫血及电解质代谢紊乱等情况，最终可导致慢性肾衰竭而危及生命。国内1397例慢性肾衰竭的资料表明，在引起终末期慢性肾衰竭的各种病因中，慢性肾炎占64.1%，居首位。2010年中国血液净化病例信息登记数据中，原发性肾小球疾病占57.4%，为透析首因，其中主要的就是慢性肾炎。慢性肾炎根据其临床表现，归属于中医学"水肿""腰痛""虚劳""尿血"等范畴。

　　慢性肾炎是本虚标实的病候，临床辨证首先根据主证，辨别脏腑病位，是在肾、在脾、在肺、在肝，还是多脏同病。辨明患者的病位、病性后，即可明确其本证所属。在本证的基础上常兼夹一种或多种标证。治疗上强调扶正祛邪，标本兼顾，处处以顾护肾气为要。扶正不忘祛邪，祛邪不忘固本。扶正与祛邪可视标本缓急和病情轻重而分主次先后。

赵绍琴医案

邢某，女，38岁。初诊：患者腰痛半年有余。经某医院尿常规检查，尿蛋白持续阳性，未转阴，确诊为慢性肾小球肾炎。西医建议激素治疗，患者畏惧而未服，后就诊于某中医，令服六味地黄丸3个月，尿蛋白增加为（＋＋），腰痛加剧。又求治于赵老处。现症：一身疲乏，夜寐梦多，腰痛不能自支，舌红、苔白而润，脉濡滑且数。

【辨证】湿邪阻滞，热郁于内。

【治法】清化湿热，兼以和络。

【处方】荆芥6g，防风6g，独活6g，生地榆10g，炒槐花10g，丹参10g，茜草10g，白茅根、芦根各10g，丝瓜络10g，桑枝10g。7剂，水煎服，每日1剂。

二诊：服药后腰痛减轻，精神好转，气力有增。尿检：蛋白（＋），白细胞1～2个/HP。舌红苔白，脉濡数。仍用前法进退。

【处方】荆芥6g，防风6g，白芷6g，独活6g，生地榆10g，炒槐花10g，丹参10g，茜草10g，白茅根、芦根各10g，焦三仙（焦山楂、焦麦芽、焦神曲）各10g，丝瓜络10g，桑枝10g，水红花子10g。

7剂，水煎服，每日1剂。

三诊：腰痛续减，精力日增，每日步行2～3个小时，不觉疲劳。饮食增加，是为佳象，然则仍需慎食为要，不可恣意进食。继用前法。

【处方】荆芥6g，防风6g，紫苏叶10g，白芷6g，生地榆10g，赤芍10g，丹参10g，茜草10g，焦三仙（焦山楂、焦麦芽、焦神曲）各10g，白茅根、芦根各10g，水红花子10g。

7剂，水煎服，每日1剂。

四诊：近因饮食不慎，食牛肉一块，致病情加重，腰痛复作，夜寐不安。尿常规：蛋白（＋＋），颗粒管型0～2个/HP。舌红、苔白根厚，脉象滑数。治宜疏调三焦。

【处方】荆芥6g，防风6g，紫苏叶10g，独活10g，生地榆10g，炒槐花

10g，丹参10g，茜草10g，焦三仙（焦山楂、焦麦芽、焦神曲）各10g，水红花子10g，大腹皮10g，槟榔10g，大黄1g。

7剂，水煎服，每日1剂。

五诊：服药后大便畅行，腰痛渐减，夜寐得安，舌苔渐化，脉象濡软。尿检：蛋白（＋），颗粒管型消失。

病有向愈之望，然饮食寒暖，诸宜小心。仍遵前方法。

【处方】荆芥6g，防风6g，白芷6g，独活6g，生地榆10g，炒槐花10g，白茅根、芦根各10g，焦三仙（焦山楂、焦麦芽、焦神曲）各10g，水红花子10g，大腹皮10g，大黄1g。

7剂，水煎服，每日1剂。

六诊：上方服用2周后，尿蛋白转阴，腰痛消失。后以上方为基础加减治疗，半年后，尿蛋白保持阴性，腰痛未作，精力日增，未再反复。

◆ 解析

腰为肾之府，腰痛为慢性肾病的常见症状。过去常常把长期慢性腰痛或腰酸看作肾虚的特征，用补肾的方法治疗，如六味地黄丸、八味地黄丸之类。这是一种医学认识上的误区。慢性肾病之腰痛绝不是肾虚，而是湿热郁滞于经络，致络脉不通。若用补法，必致加重。前医就把肾炎当肾虚，用六味地黄丸治疗3个月致病情加重。赵老根据其脉象濡滑而数，舌红苔白而润，夜寐梦多等征象，辨其为湿阻热郁，用疏风化湿、凉血化瘀通络之方，服药7剂，就收到了明显的效果。在其后的治疗过程中始终以此法加减，终获痊愈。

◆ 读案心悟

【引自】王永炎. 中国现代名中医医案精粹. 北京：人民卫生出版社，2010.

第二章 慢性肾小球肾炎

刘渡舟医案

名医小传

刘渡舟,中医学家。1950年考入国家卫生计生委(原卫生部)主办的中医进修学校,学习中医基础知识及临床课程。1956年调入北京中医药大学,历任伤寒教研室主任、《北京中医药大学学报》主编、北京中医药大学学术委员会委员等。临床辨证善抓主证,并擅长用经方治病。从事中医教学30多年,为培养中医人才做出了巨大贡献。

王某,女,68岁。1994年12月3日初诊。患慢性肾炎2年,常因感冒、劳累而发水肿,腰痛反复发作,多方治疗,迁延不愈。近半个月来水肿加剧,以下肢为甚,小便不利,腰部酸冷,纳呆,腹胀,时有咽痒,咳嗽。视其面色晦暗不泽,舌质红,苔厚腻,切其脉滑略弦。尿检:蛋白(+++),红细胞20个/HP,白细胞少许。血检:尿素氮9.2mmol/L,肌酐178μmol/L,胆固醇7.8mmol/L,血红蛋白80g/L。经曰:"少阳属肾,故将两脏。"故三焦为病可累及肺、肾。

【辨证】湿热之毒,壅滞三焦。

【治法】清利湿热,通利三焦。

【处方】荆防肾炎汤加减:荆芥6g,防风6g,柴胡10g,前胡10g,羌活4g,独活4g,枳壳10g,桔梗10g,半枝莲10g,白花蛇舌草15g,生地榆15g,炒槐花12g,川芎6g,赤芍10g,茯苓30g。

服14剂,水肿明显消退,小便量增多。尿检:蛋白(+),红细胞少许。药已中鹄,继以上方出入,又服30余剂,水肿尽退,二便正常。尿检:蛋白(±),血检:尿素氮4.9mmol/L,肌酐85μmol/L,胆固醇4.2mmol/L,血红蛋白110g/L。舌淡红、苔薄微腻,脉濡软无力,此大邪已退,正气不复之象。改用参苓白术散14剂善后,诸症皆愈。随访半年,未曾复发。

◆ 解析

本案为湿热毒邪壅滞三焦所致。邪滞三焦，气化不利，使肺失宣降，脾失健运，肾失蒸腾，故水肿伴有咳嗽、纳呆、腹胀、小便短赤、舌红苔黄腻等症。治以清利三焦湿热毒邪为法，使邪有出路，用自拟荆防肾炎汤。本方由荆防败毒散加减而成，方中巧妙地使用对药。荆芥、防风发表达邪，有逆流挽舟之用；柴胡、前胡疏里透毒，有宣展气机为功；羌活、独活出入表里；枳壳、桔梗升降上下；半枝莲、白花蛇舌草清利湿热毒邪；生地榆、炒槐花清热凉血止血；更用川芎、赤芍、茜草、茯苓等药入血逐瘀，以祛血中之湿毒。本方执一通百，照顾全面，共奏疏利三焦、通达表里、升降上下、溃邪解毒之功。临床用于慢性肾炎属湿热毒邪壅滞者，屡奏效验。

【引自】陈明.刘渡舟验案精选.北京：学苑出版社，2007.

张 志 钧 医 案

陈某，男，24岁。全身水肿反复发作3～4年，经某医院诊断为慢性肾小球肾炎。患者在5～6岁曾患全身水肿，当时经中西医药物治疗水肿消退，此后一般情况良好，亦无任何不适，多年来一直未予注意更没有去复查。但1998年春季患感冒较重，后又出现全身水肿，尿少，当时尿蛋白（＋＋），经治肿消。此后每年复发1～2次。本次于2001年11月因劳累后先觉腰酸肢软，继则肢肿尿少，尿蛋白（＋＋），几个月来一直用中西医药物治疗，但疗效欠佳。现症：面色萎黄，疲倦乏力，眼睑及双下肢轻度水肿，伴腹中痞闷，纳差乏味，偶有恶心，平时大便溏，小便短少色清。舌质淡、苔薄白微腻。肾功能：血肌酐180μmol/L，血尿素氮8mmol/L。

【辨证】脾阳不振，水湿滞留。

【治法】温脾利水。

【处方】黄芪30g，党参15g，白术10g，茯苓15g，陈皮10g，砂仁6g，鹿衔草15g，麻黄6g，桂枝6g，薏苡仁30g，槟榔12g，厚朴12g，广木香10g。

14剂。每日1剂，水煎，分2次温服。

二诊：服药2周，药后尿量增加，水肿渐消，腹中虽觉痞闷但较前明显减轻，矢气较多，精神亦见好转。尿常规：尿蛋白（＋）。前方去槟榔、升麻，加巴戟天、芡实各15g。再服半个月，同时内服金水宝胶囊，每次3粒，每日3次。

三诊：药后诸症明显改善，水肿已消。饮食如常，二便平调，面色开始转润。尿常规：尿蛋白（＋）。为巩固疗效，改用参苓白术散加金樱子15g，芡实15g，鹿衔草15g，丹参15g。并继续内服金水宝胶囊，服法、用量同上。嘱其再服1个月。半年后询知自服药后其病已愈。未再复发，尿检时偶见尿蛋白（±）。

◆ 解析

张景岳指出："凡水肿之证，乃肺脾肾三脏相干之病。"可见水肿与肺、脾、肾三脏的关系非同一般，而三者之中，脾土至为重要，其上能输精以养肺，下能助肾以利水，犹如中流之砥柱。然肾炎迁延，湿邪最易伤脾，脾胃一旦被伤，则运化无权，不能制水，则水湿不断产生；若失于堤防封固便精微不断漏泄，故临床多见面色萎黄，疲倦无力，胸闷纳呆，或

◆ 读案心悟

兼恶心呕吐，大便溏薄，小便短少不利，眼睑或下肢水肿，舌淡苔白腻，脉濡细。张老常以黄芪补中汤为主方温脾利水。

【引自】张刚，张丽玲，等.张志钧验案精选.北京：学苑出版社，2006.

龚丽娟医案 1

韦某，女，59岁。2010年1月30日初诊。既往有慢性肾炎病史数年，经中医治疗病情稳定。近期无明显诱因镜下血尿又增，腰酸隐隐，疲劳乏力，夜寐欠安，舌红、苔薄白，脉细。尿常规：红细胞数$58×10^9$/L。中医诊断：慢肾风；西医诊断：系膜增生性肾炎。

【辨证】心肾两虚，气血不足。

【治法】补益心肾，调和气血。

【处方】炙黄芪15g，党参20g，怀山药12g，紫丹参15g，仙鹤草15g，茜草炭15g，景天三七15g，乌梅炭10g，赤芍、白芍各10g，当归10g，白茅根30g，补骨脂10g，桂枝6g。14剂，水煎服。

2010年2月27日二诊：今日尿检：隐血（＋＋＋），红细胞$12×10^9$/L。经常便溏，肠鸣，苔薄，脉细。脾肾两虚，火不生土，运化失健。再拟健脾温肾。

【处方】附子6g，党参20g，炒白术10g，炮姜炭6g，茯苓12g，怀山药12g，芡实30g，炒薏苡仁30g，炒白扁豆10g，炙黄芪15g，景天三七15g，乌梅10g，仙鹤草15g，白芍10g，炒酸枣仁12g，紫丹参15g，炙甘草6g。14剂，水煎服。

2010年3月26日三诊：今日尿检：隐血（＋＋），红细胞$40×10^9$/L。无明显自觉症状，时有便溏，舌红、苔薄净，脉细。脾肾未复，再拟健脾益肾，固摄精微。

【处方】炙黄芪30g，太子参30g，炒白术10g，炮姜炭10g，麦冬10g，生地黄12g，山茱萸10g，菟丝子12g，炒白扁豆10g，墨旱莲15g，女贞子15g，白茅根30g，大蓟15g，小蓟15g，叶下珠15g，紫丹参15g，炒当归10g，红花10g。14剂，水煎服。

2010年4月24日四诊：今日尿检：隐血（＋＋＋），红细胞16×10⁹/L。大便不实，腹痛不甚，肠鸣，舌红、苔薄白，脉细。脾阳不振，运化失健，治拟健脾温运。

【处方】 制附子8g，党参30g，炒白术10g，茯苓10g，怀山药12g，补骨脂10g，炮姜6g，炒薏苡仁15g，鸡内金10g，陈皮10g，神曲12g，白扁豆12g，景天三七20g，炙甘草5g。14剂，水煎服。

◆ 解析

本病属中医学"血证-尿血"范畴。尿血的病位主要在肾与膀胱，其病机不外热伤血络，脾肾不固。而热伤血络又有实热与虚热之分，脾肾不固则有脾虚与肾虚之别。该患者久病，以本虚为主，临床症见疲劳乏力，大便不实，时有腹痛肠鸣，辨证为脾阳不固，故投以附子理中汤配合止血药，收到较好疗效。对于血尿，常用药：①清热凉血止血，药如大小蓟、白茅根、叶下珠、墨旱莲；②化瘀止血，药如景天三七、紫丹参、蒲黄；③炭类止血，药如乌梅炭、茜草炭等；④益气摄血，有明显脾肾气虚症状者，在上述止血药中加用党参、黄芪之类。

【引自】 盛梅笑. 龚丽娟治疗肾病临证实录. 北京：人民卫生出版社，2014.

◆ 读案心悟

龚 丽 娟 医 案 ②

陈某，男，43岁。2011年3月11日初诊。周身水肿时轻时重1年余。1年前无明显诱因出现周身水肿，时轻时重，未予重视。近2个月加重，腰以下水肿明显，按之没指，伴腰痛膝软，纳少恶心，食后腹胀，畏寒肢冷，面色萎黄，神疲乏力，尿少便溏，舌淡胖，苔白腻，脉沉细。尿常规：蛋白（＋＋＋），红细胞5～8个/HP，白细胞1～2个/HP，颗粒管型3～5个/HP；肾功能：基本正常。中医诊断：水肿；西医诊断：慢性肾小球肾炎。

【辨证】脾肾阳虚，水湿泛滥。

【治法】温肾健脾，利水消肿。

【处方】制附子10g，干姜6g，生黄芪30g，炒白术10g，茯苓皮30g，薏苡仁30g，杜仲12g，怀牛膝10g，芡实15g，大腹皮30g，厚朴10g，陈皮10g，砂仁5g，白茅根30g。7剂，水煎服。

2011年3月18日二诊：药后水肿明显减轻，尿量显著增加，恶心已止，腹胀、畏寒、腰痛诸症均缓解，仍感神疲乏力，大便稀溏，舌淡胖边有瘀点，苔白微腻，脉沉细。尿常规：蛋白（＋＋），红细胞0～2个/HP，颗粒管型0～2个/HP，标实已减，本虚难复，且见瘀证，治拟益肾健脾，散瘀通络。

【处方】制附子10g，生黄芪20g，炒白术10g，怀山药12g，茯苓皮30g，薏苡仁30g，杜仲12g，怀牛膝10g，芡实15g，泽兰10g，紫丹参15g，白茅根30g。14剂，水煎服。

2011年4月1日三诊：水肿基本消退，肢冷转温，精神转佳，饮食增加，二便已调，余症亦明显改善，舌质淡红、苔薄白腻，脉沉细。尿常规：蛋白（＋），颗粒管型0～1个/HP。继守原方调服20剂。

2011年4月23日四诊：诸症均消，舌质淡红、苔薄白，脉细，尿常规无异常。拟培本调治。

【处方】炙黄芪20g，炒白术10g，茯苓12g，怀山药12g，杜仲15g，怀牛膝10g，薏苡仁30g，制附子10g，桂枝10g，红花10g，泽兰10g，芡实10g。14剂，水煎服。

◆ 解析

本案属中医学"水肿"的范畴。龚老认为慢性肾炎的病机为本虚标实，本虚虽涉及肺、

◆ 读案心悟

脾、肾、三焦之不同，然脾肾虚弱是其病机关键所在，标实则主要为水湿、湿热、痰浊、瘀血之属，多因虚致实。本案肾阳虚明显，水肿顽固难消，故初诊加熟附子、干姜以益肾温阳，谨取"病痰饮者，当以温药和之"之义，方中生黄芪味甘微温，归脾、肺、肾经，具补气、健脾、益肾、补元气之功，其生者走表之力强也，故能补气利水消肿。配合五皮饮淡渗利水。二诊龚老虑标实已减，本虚难复，且见瘀证，故原方中减去大腹皮、陈皮、干姜，配入炒山药、泽兰，以增强益肾健脾、散瘀通络之功。待水肿消退，再从培补脾肾调治。

【引自】盛梅笑. 龚丽娟治疗肾病临证实录. 北京：人民卫生出版社，2014.

龚丽娟医案 3

季某，男，26岁。1998年1月7日初诊。面部及下肢水肿1年，加重1周。

1年前感冒后出现面肢水肿，经当地医院诊断为"慢性肾炎"，予以常规治疗后水肿消退，而未续治。今年初因疲劳下肢水肿又起，并上延及腹部，日益增剧，在当地给予利尿药治疗后肿势减轻，但停药肿势又起。刻诊：面浮色黄，腹部胀大，按之如囊裹水，下肢凹陷性水肿，难以起复，小便色清量少，大便溏薄，日行1次，身重乏力，舌苔薄白腻、质淡红、边有齿印，脉细濡。尿常规：蛋白（＋＋），红细胞24×10^9/L。中医诊断：水肿；西医诊断：慢性肾炎。

【辨证】脾阳不振，水湿泛滥。

【治法】温阳健脾，渗湿利水。

【处方】实脾饮加减：制附子8g，炒党参10g，制苍术10g，泽兰、泽泻各10g，川桂枝8g，大腹皮10g，防己6g，生薏苡仁15g，赤小豆15g，白花蛇舌草15g，土茯苓15g。5剂，水煎服。

1998年1月12日二诊：药后尿量增多，腹胀、下肢水肿减轻，食欲尚佳，大便溏，继守原法。原方去防己、赤小豆，加炮姜3g，茯苓皮15g。10剂，水煎服。

1998年1月21日三诊：药后腹水及下肢水肿基本消退，尿常规：蛋白（＋），精神较振，便溏略稠，舌苔薄白、边有齿印，脉细。水邪虽去，脾阳未复。治拟健脾温阳，佐以利水，予附子理中汤加味。

【处方】制附子10g，炒党参12g，炒白术10g，炙黄芪12g，茯苓10g，炮姜10g，怀山药12g，泽泻12g，炒薏苡仁15g，玉米须30g。10剂，水煎服。

1998年1月30日四诊：药后病情稳定，大便转实成形，胃纳佳，无明显不适，舌苔薄白，脉细。继守原法。原方黄芪用量改为20g，党参改为15g。28剂，水煎服。

◆ 解析

本例为典型的脾阳不振型阴水证，投以实脾饮、五苓散加减，温脾阳、运水湿，服药仅10余剂，水肿基本消退，然便溏及蛋白尿未改善，此乃脾虚升降未复，精微下泄，故予附子理中汤加炙黄芪、怀山药补脾摄精，佐泽泻、薏苡仁、玉米须渗湿利水。药后脾气得振，精微四布，机体得充，病体乃康。

◆ 读案心悟

【引自】盛梅笑．龚丽娟治疗肾病临证实录．北京：人民卫生出版社，2014.

邹 燕 勤 医 案

朱某，女，38岁。2009年1月23日初诊。主诉：发现尿异常2个月。病史：幼时有"肾炎"史。2个月前体检发现尿蛋白、隐血阳性。尿常规：红细胞计数4.15×10^9/L，多形型；尿蛋白定量1.48g/24h；肾功能正常；B超示双肾正常。服雷公藤多苷片20mg，3次/日。刻下：纳可，二便调，夜寐安，无肢肿，无肉眼血尿，无高血压。脉细，苔薄黄。

【辨证】脾肾气虚，兼有湿热。

【治法】益肾健脾，补气清利。

【处方】太子参20g，生黄芪20g，生薏苡仁20g，茯苓20g，怀山药20g，川续断15g，桑寄生15g，制狗脊15g，白茅根30g，仙鹤草30g，荠菜花20g，生槐花15g，女贞子20g，墨旱莲20g，水牛角片15g，白花蛇舌草20g，生甘草5g，三七粉（包）6g。

2009年3月4日二诊：复查尿MDI：红细胞1.7×10^9/L，尿蛋白0.758g/24h。夜间盗汗，口干，纳寐安，夜尿1次，大便调，脉细，苔薄黄，舌质红、舌边有齿痕。拟气阴两虚、湿热内蕴证辨治。

【处方】太子参20g，生黄芪20g，生地黄10g，山茱萸20g，南沙参、北沙参各20g，川石斛20g，生薏苡仁20g，茯苓20g，白茅根20g，仙鹤草30g，荠菜花20g，生槐花20g，女贞子20g，墨旱莲20g，水牛角片20g，白花蛇舌草20g，生甘草5g，川续断15g，三七粉（包）6g。

2009年3月25日三诊：复查尿红细胞1×10^7/L，尿蛋白0.82g/24h，盗汗止，无夜尿，腰酸乏力，大便调，纳尚可，舌边齿印、质偏胖、苔薄黄，脉细。

【处方】川续断15g，桑寄生15g，狗脊15g，杜仲20，怀牛膝10g，太子参20g，生黄芪30g，生薏苡仁20g，茯苓皮30g，白茅根30g，仙鹤草30g，女贞子20g，墨旱莲20g，茜草20g，荠菜花20g，小槐花20g，南沙渗、北沙参各15g，车前草15g，大枣10g。

◆ 解析

慢性肾炎的病机演化规律一般是先伤气，后损阴，必然转归是气阴两虚或阴阳两虚。脾肾气虚往往在疾病的初中期多见，随着其病机演变，中后期可逐渐伤阴损阳，出现气阴两虚、阴虚、阳虚或阴阳两虚。邹老在治疗上予补气的同时注意养护阴分，可防止病情进展，使损伤之阴分得以恢复，充分体现了邹老"有病治病、未病防变"的"治未病"思

◆ 读案心悟

想。如本例患者二诊时，盗汗、口干等阴伤的症状明显，故以参芪地黄汤为主方加减，加入南沙参、北沙参、川石斛等养阴生津之品，阴液渐复，三诊时仍以益肾健脾补气清利法为主进治，方中以川续断、桑寄生等补益肾气，太子参、生黄芪等补气健脾，仍辅以二至丸、南沙参、北沙参等顾护阴分，并以白茅根、仙鹤草、荠菜花、小槐花、茜草等清利凉血，全方补气兼以养阴，同时清热利湿，标本兼顾。

【引自】周恩超，易岚.邹燕勤中医肾病临床求真.北京：人民卫生出版社，2014.

何任医案

赵某，女，40岁。1971年11月26日初诊。慢性肾炎（肾病型）伴动脉硬化。时作水肿，尿检有蛋白、红细胞、白细胞，颗粒管型，纳食一般，夜寐欠宁，腰骨酸楚，舌质偏红，以益肾为主。

【辨证】脾肾阳虚，气不化水。

【治法】健脾补肾，清热利湿。

【处方】荠菜花12g，茯苓12g，泽泻6g，山药12g，小蓟炭9g，杜仲12g，干地黄12g，山茱萸6g，炒牡丹皮4.5g，芡实12g，白茅根24g，矮地茶15g。

1971年12月10日二诊：上药连服10剂，尿液检查蛋白转少量，红细胞、白细胞等均较前好转，腰酸已瘥，下肢水肿近

名医小传

何任，浙江中医药大学（原浙江中医学院）教授。1941年毕业于上海新中国医学院。历任浙江中医学院院长、《浙江中医学院学报》编委主任、《中医报》社社长。国务院政府特殊津贴获得者，对张仲景的《伤寒杂病论》有深入细致的研究，1982年在北京参加中日《伤寒杂病论》学术交流会，1985年应日本邀请去东京作《金匮要略》学术报告，被誉为中国研究《金匮要略》的第一号人物。

10天未见，夜寐亦安，脉濡，舌色正。原方再进。

【处方】荠菜花12g，杜仲叶30g，泽泻6g，茯苓12g，芡实12g，乌梅炭2.4g，矮地茶15g，小蓟炭12g，干地黄12g，山茱萸6g，炒牡丹皮4.5g，山药15g，白茅根24g。7剂。

◆ 解析

◆读案心悟

慢性肾炎临床上以水肿、高血压和蛋白尿为主要表现。由于病程缠绵，肾功能极易耗损。故何老以六味地黄丸加入杜仲补肾固本，芡实能助肾固摄而止蛋白，白茅根、小蓟凉血止血以消除红细胞，荠菜花、矮地茶清热利湿，并能降压以消除白细胞兼防患于未然。方药治本为主，兼顾其标。药后腰酸、水肿明显好转，尿中蛋白等均减少，再在原方基础上加入乌梅等进一步巩固之。

【引自】涂光星.何任医案实录.北京：中国中医药出版社，2012.

黄春林医案

周某，女，39岁。2000年11月27日因"反复颜面及四肢水肿5个月"初诊。患者2000年6月受凉后出现颜面及四肢水肿，曾在广东省某三甲医院诊断为"肾炎综合征"，尿常规：尿蛋白（＋＋＋），白细胞（＋），隐血（＋）；肾功能示血尿素氮4.1mmol/L，血肌酐81μmol/L。近一周来症见疲倦乏力，腹胀，纳呆，大便偏烂，眼睑及双下肢轻度水肿，舌淡红，苔黄白，脉沉。查体：心率104次/分，律齐，余未见异常。中医诊断："尿浊"；西医诊断：肾炎综合征，慢性胃炎。

【辨证】脾肾两虚，水湿瘀阻。

【治法】健脾固肾，利水消肿。

【处方】党参20g，茯苓皮60g，白术15g，甘草6g，木香（后下）15g，砂仁（后下）15g，黄芪60g，金樱子30g，海螵蛸12g，秦皮18g，蒲公英25g，胡黄连8g，石斛20g，法半夏15g，丹参18g，谷芽30g，麦芽30g。另外，予昆明山海棠片口服。

2000年12月18日二诊：期间于2000年12月9日查尿常规示尿蛋白（＋＋＋），白细胞（－）。患者精神好转，仍有少许腹胀，胃口好转，水肿已基本消失，大便正常，口干，舌淡红、苔薄白，脉沉。在前方基础上减少消肿、止泻药物，加强养阴力度。

【处方】黄芪30g，淫羊藿18g，生地黄15g，茯苓15g，山药18g，丹参20g，蒲公英20g，秦皮18g，麦芽30g，羌活15g，香附15g，甘草8g，延胡索12g，女贞子12g。另外，嘱继续服用昆明山海棠片。

2001年1月29日三诊：期间于2001年1月4日查尿常规示尿蛋白（＋＋），白细胞（－）。患者精神好转，腹胀减轻，胃口正常，无明显水肿，口干减轻，舌淡红、苔薄白，脉沉。在前方基础上加减。

【处方】黄芪30g，淫羊藿18g，山茱萸12g，生地黄15g，山药15g，丹参18g，泽泻12g，牡丹皮15g，茯苓15g，香附18g，海螵蛸8g，蒲公英20g，甘草6g。嘱继服昆明山海棠片。

之后患者症状持续好转，继续守上方服用，昆明山海棠片逐渐减量，期间偶遇感冒则暂停上方，改为小柴胡汤合银翘散加减，服用3天。

【处方】柴胡15g，金银花15g，连翘15g，桔梗15g，黄芩15g，蒲公英20g，牛蒡子12g，法半夏15g，浙贝母15g，小蓟18g，党参18g，羌活15g，香附18g，甘草8g。

患者症状继续改善，尿常规检查逐渐好转，随访情况如下。

2001年2月8日至4月12日：正常。

2001年5月10日：尿蛋白（－），白细胞2～4个/HP。

2001年6月17日：尿蛋白（－），白细胞0～2个/HP。

2001年7月14日至12月13日：正常。

◆ 解析   ◆读案心悟

本案患者以疲倦乏力、腹胀、纳呆、大便烂、水肿为主症，舌淡红、苔黄白，脉沉，西医检查提示蛋白尿、血尿阳性。初诊时，黄春林教授经四诊合参，辨证该患者应以脾肾两虚、水湿瘀阻为主，故治疗上以补益脾肾、利水消肿为法，给予黄芪、党参、山药补气健脾，金樱子补肾固精，茯苓皮利水消肿，法半夏、木香、海螵蛸、谷麦芽行气和胃，蒲公英、秦皮、胡黄连清热止泻，石斛养胃阴以防利水伤阴，丹参活血，甘草调和诸药。复诊时，患者上述症状均已有所好转，黄春林教授认为，标证已减，当以本证为主，加淫羊藿、生地黄加强补肾；患者口干明显，考虑一方面因黄芪偏于温燥所致，减少黄芪用量，另一方面可能原方利水伤阴，给予女贞子滋阴益肾。三诊时，患者症状继续好转，在原方当中加用山茱萸、泽泻等，以取六味地黄丸之意，加强滋补肾阴。

【引自】刘旭生. 黄春林教授肾病医案医话集. 广州：广东科技出版社，2012.

刘 星 元 医 案

杨某，男，50岁。1970年4月3日初诊。患者全身水肿，关节疼痛，汗多，心悸，乏力，已七八年之久。天晴稍见好转，逢阴天自述身软不能动。又有失眠、口苦、尿少等症状，多次尿常规化验均无异常。脉沉涩，舌裂纹。

【辨证】 久病体虚，水湿固脾，肾虚水肿。

【治法】 健脾利湿，固肾消肿。

【处方】 越婢汤、桂枝汤合方论治：麻黄6g，生石膏15g，甘草6g，生姜9g，大枣12枚，白术9g，白茅根30g，滑石9g，桂枝9g，白芍18g，木瓜9g。3剂。隔日1剂。

1970年4月9日二诊：服药后食欲有增进，关节略感舒适，仍水肿，脉沉伏。4月3日处方，加防己9g，杏仁6g，木通3g，大腹皮9g，桑白皮9g，茯苓15g，猪苓15g，枳壳9g，厚朴9g，生黄芪9g。3剂。隔日1剂。

1970年4月19日三诊：服药后心慌、关节痛、水肿、乏力诸症均大减，渐缓和。4月9日加味。再3剂。隔日1剂。

1970年4月27日四诊：患者水肿大消，精神显著好转。自述病期9年，唯此次治疗效果显著。4月9日加味，再加柴胡9g，姜半夏9g，黄芩4.5g。3剂。隔日1剂。

◆ 解析

患者长期水肿，除全身水肿、尿少外，又有关节疼痛、汗多、心悸、乏力、失眠、口苦等症状。根据患者体气已经大虚，病情顽固严重，汗多水肿不减。因此，既要消肿治病，又要对失眠、心悸、多汗及关节疼痛等结合治疗，使患者体气有所增加。二者虽然矛盾，一虚一实，但在解决矛盾中，两者是不可分割的。按照全身水肿属于风水，"风水恶风，一身悉肿，脉浮不渴，续自汗出，无大热者，越婢汤主之"。因此，采用越婢汤加术为主。关节疼痛，天晴则轻，天阴则重，属于寒湿。因此，采用桂枝汤为辅，以资调和营卫，控制汗

◆ 读案心悟

多，使水从小便排出，并有利于关节活动。再加白茅根、滑石、木瓜等利水舒筋药为佐。二诊时虽见效果，但主要证候水肿未得消除。乃加防己等十味药以增强利气、排水、消肿。三诊时，心慌、关节疼痛、水肿、乏力等症均大减轻，仍照二诊方继服。四诊时，患者病已大退，乃于二诊处方中加入小柴胡汤药味，配合桂枝汤，以利机体抗病能力提高。

【引自】天水第一人民医院. 刘星元临证集. 兰州：甘肃人民出版社，1980.

杜雨茂医案

丁某，男，40岁。1991年12月13日初诊。患者于1990年9月感冒后，突然出现全身水肿，在当地医院确诊为急性肾炎，经治后无明显效果，又赴某医科大学医院经肾活检后确诊为膜性肾病，经用醋酸泼尼松（强的松）及环磷酰胺等药物治疗后效果不明显，求治于杜老。现症：全身水肿，以双下肢较甚，按之如泥，小便量少而频，色黄，腰酸乏力，面色㿠白，食欲缺乏，口苦，腹部及两胁胀满，查双肾区有叩击痛，舌淡红、苔薄白，脉细弱。尿化验：蛋白（＋＋＋），红细胞（＋＋＋），24小时尿蛋白定量7.8g。

【辨证】少阳枢机不利，三焦瘀滞证。

【治法】和解少阳，疏达三焦，清利湿热。

【处方】小柴胡汤加减。柴胡10g，黄芩9g，党参15g，姜半夏9g，茯苓12g，白芍12g，泽泻12g，石韦15g，益母草30g，鱼腥草30g，萹蓄12g，白豆蔻（后下）6g。水煎服，每日1剂。

1991年12月22日二诊：服上方10剂，腹胀明显减轻，纳食渐增，小便稍利，仍觉腰困，水肿明显，舌体胖而暗，脉沉弦细。证属少阳枢机渐转，治当随之而变，宜健脾益肾、理气除湿、通达三焦为主。

【处方】党参15g，黄芪45g，益母草40g，白术12g，桂枝6g，猪苓15g，茯苓15g，泽泻12g，砂仁（后下）8g，炒枳实10g，大腹皮12g，葶苈子10g，牛膝12g，半枝莲24g，丹参24g，石韦15g。

水煎服，每日1剂。嘱泼尼松减量，停用其他西药。

1992年3月2日三诊：服上药58剂，激素已减至每天2.5mg，现小便量渐增，全身水肿明显减轻，唯下肢仍有轻度水肿，按之有凹陷，腰酸，腹胀不著，食纳可，精神明显好转。尿常规：蛋白（＋＋），其余阴性。治宜健脾益肾，培土涩关，兼清余邪。

【处方】党参15g，黄芪50g，芡实15g，白术12g，茯苓15g，猪苓15g，益母草30g，石韦15g，鱼腥草25g，蒲公英12g，川续断12g，牛膝12g。水煎服，每日1剂。

1992年3月9日四诊：服上药1周，水肿基本消失，体重较初诊时减轻9.2kg，尿量正常，经尿化验2次，蛋白少许或阴性，继以下方调理，以巩固疗效。

【处方】党参12g，黄芪60g，生地黄12g，猪苓15g，泽泻12g，茯苓15g，怀牛膝12g，狗脊12g，丹参20g，益母草30g，石韦15g，沙苑子15g，红花8g，芡实15g。水煎服，每周5剂，继服2个月。

◆ 解析

本案之法重在体现灵活，采用脾健络通，水湿运化，三焦自通，至病情稳定，坚持服药，以巩固疗效。可以说，慢性肾炎治疗中复发的问题，亦是不容忽视的问题，本案中，即是一好的例证，揭示即使症状消失，各种化验结果正常，仍需守方守法，坚持服用，争取彻底治愈。

【引自】杜雨茂.杜雨茂肾病临床经验集粹.北京：中国中医药出版社，2012.

◆ 读案心悟

姜春华医案

瞿某，女，25岁。患慢性肾炎5年，经常出现血尿和蛋白尿，但以血尿为甚。曾用西药治疗无效，后又服六味地黄丸与小蓟饮子等滋阴凉血药一度血尿好转，但不久又复发，再用原法却无效，反而小便不畅。现症：形体消瘦，面色略黑，口干燥渴，但不欲饮水，眩晕腰酸，身发紫斑，舌质暗红边有瘀点，脉弦细而涩。尿检：蛋白（＋），红细胞（＋＋＋）。

【辨证】阴虚瘀热，肾络阻滞。

【治法】滋养肾阴，清热化瘀。

【处方】生地黄12g，熟地黄12g，墨旱莲15g，何首乌9g，黄檗9g，大蓟15g，小蓟15g，赤芍9g，牡丹皮6g，桃仁9g，当归9g，红花4.5g，鳖甲15g，牛膝15g，生甘草6g，益母草12g。7剂，水煎服，每日1剂。

二诊：服上方后诸症好转，小便通畅。尿检：红细胞（＋），蛋白（－）。原方去牡丹皮，续服14剂，尿检正常。

◆ 解析

姜老认为慢性肾炎病程较久，血瘀证多有兼夹，因此用活血化瘀法应以中医辨证为主。此例即有阴虚、瘀热的双重病理，所以取《兰室秘藏》通幽汤为主以育阴化瘀；加何首乌、墨旱莲滋养肾水，益阴扶正；鳖甲、牡丹皮、赤芍、牛膝、益母草相配，善通下焦阴络之结，清理脉外离经之瘀，凉血活血，推陈出新；黄檗、大蓟、小蓟清热泻火，凉血活血。故而，对此例阴虚兼有瘀热证者疗效显著。

【引自】尤昭玲，何清湖，何泽云，等. 肾脏病名家医案·妙方解析. 北

◆ 读案心悟

京：人民军医出版社，2007.

何炎燊医案

吴某，男，12岁。1989年5月15日初诊。1989年初患肾炎，家人十分着急，日日中西医药并进，西医用泼尼松，以致面目水肿，中医见其肿，说是寒湿，用胃苓汤及防风羌活等药，又惑于肾病宜补之说，常用鲤鱼、鱼鳔胶、炖猪腰子等强食之，病遂缠绵不愈。现专程来东莞就医。症见病儿面目水肿而红，神气疲乏，自述时有头晕眼花，肌肉酸楚，烦躁咽干，口秽喷人，不思饮食，溺黄短，有灼热感，大便2日1行，溏滞肛热，舌红、苔黄腻浊，脉弦滑细数。血压142/88mmHg。血化验：尿素氮7.8mmol/L，肌酐140μmol/L；尿化验：蛋白（＋＋＋），红细胞（＋＋＋），白细胞（＋）。现每日服泼尼松30mg。

【辨证】 肾阴不足，湿热郁结。

【治法】 清化湿热，兼顾肾阴。

【处方】 生地黄20g，山药20g，茯苓（皮、肉各半）30g，牡丹皮15g，泽泻15g，白花蛇舌草30g，崩大碗30g，黄芩12g，滑石20g，冬瓜皮20g，白茅根30g，山楂20g，麦芽25g。

7剂，水煎服，每日1剂。同时嘱咐，从即日起激素减半，每日拒绝一切补品，饮食清淡。

二诊：家人因故未能及时来莞，见服药有效，已连服12剂，病儿面肿消退一半，夜睡颇安，大便成形，每日1行，尿量多，色黄稍淡，舌苔退薄，而口干、头晕、目花依然。此时湿热已去八九，转方以清养肾阴为主，祛湿清热为辅。

【处方】 生地黄25g，山茱萸15g，茯苓20g，泽泻15g，牡丹皮15g，龟甲25g，知母12g，天冬12g，白茅根30g，白果肉15枚，川萆薢20g，冬瓜皮20g。

水煎服，每日1剂，连服15剂。激素再减至每日7.5mg。

三诊：水肿消退七八，小便量多，面赤转黄，眠食好转，精神稍振，舌苔退薄大半，脉弦细略数。血化验：尿素氮6.2mmol/L，肌酐128μmol/L；尿蛋白（＋），红细胞3～4个/HP。血压120/68mmHg。此时邪已去，正虚稍复，转方以补肾阴为主（激素每两日5mg，1周后停用）。

【处方】 生地黄12g，熟地黄12g，山茱萸15g，茯苓15g，牡丹皮15g，女贞子15g，墨旱莲15g，芡实20g。水煎服，每周3剂。

另有补脾阴方药：太子参15g，北沙参10g，山药15g，白扁豆15g，陈皮2g，石斛10g，谷芽20g，茯苓15g。

水煎服，每周服1～2剂。此外，如小便黄，稍觉内热，可暂用下述方药1～2天：六一散20g，白茅根30g，冬瓜皮20g，薏苡仁20g，川萆薢15g。

四诊：此后，每月来诊1次，间歇服用，尿化验一直阴性，至今8年未复发，已长成人矣。

◆ 解析 ～～～～～～

初诊时症见其面目水肿而连用祛风燥湿之药，辛温助火劫阴，其误一也。肾虚蛮补，多食温补腻滞之品，以致助火生湿，郁结难解，其误二也。故我医诊治以清化湿热为主，又用六味地黄汤去山茱萸之温以兼顾被燥药所劫之阴，不宜再用寒凉，故改用六味地黄汤合大补阴丸以滋潜肾阴，以天冬易黄檗，避其苦寒，仍兼白茅根、白果肉、萆薢、冬瓜皮之清淡。至于善后之法，则三方鼎立。其一，以补肾阴为主，因鉴于其有家族遗传因素，故须顾护先天；其

◆ 读案心悟

二，恐滋肾之药久服困脾，故间服补脾之剂，以扶持后天；其三，慢性肾炎多虚中夹实，故又予立一清化之剂，以防患于未然。此例立法周到，故远期效果良好。总之，慢性肾炎病程长，易反复，医者处方用药要步步小心，而病家饮食起居须格外遵医嘱，又为病之关键也。

【引自】马凤彬.中国百年百名中医临床家丛书·何炎燊.北京：中国中医药出版社，2001.

颜 德 馨 医 案

程某，男，26岁。患者有慢性肾炎病史5年，经常神疲乏力，腰背酸楚，全身水肿，劳累加剧，经中西药物治疗，终无效果，曾住北京某院拟诊为慢性肾炎。近因操劳过度而致复发。尿检：尿蛋白（＋＋），红细胞（＋＋＋），颗粒管型少许，24小时尿蛋白定量6g。病情加重入院。现症见颜面及下肢水肿，步履艰难，腰腹酸痛，精神软弱，头晕耳鸣，口干欲饮，小溲量少，巩膜瘀丝累累，口唇发绀，舌红边紫，脉细涩。

【辨证】脾肾两虚，瘀热交织，水气不利。

【治法】化瘀清热，滋阴补肾。

名医小传

颜德馨，男，汉族，生于江苏，祖籍山东，上海市第十人民医院（原上海铁道中心医院）教授、主任医师，全国著名中医理论家、中医临床学家。颜老系先贤颜渊之后裔。自幼随父颜亦鲁学医，后入上海医学院深造，毕业后悬壶于沪上，屡起沉疴，不坠家声。2009年，被国家卫生计生委（原卫生部）等授予"国医大师"称号。

【处方】①生地黄12g，怀山药12g，山茱萸9g，泽泻9g，牡丹皮9g，知母9g，生蒲黄12g，茯苓9g，益母草15g，龙葵30g，蜀羊泉30g，黄檗9g，蛇莓30g。7剂，水煎服，每日1剂。②僵蚕粉4.5g，每日2次，开水送服。

二诊：投益肾化瘀之剂，病情渐趋好转，唯纳谷不香，舌苔白腻，脉细小数。证为湿瘀交困，三焦决渎无权，守原方加味。上方加苍术、白术各9g，生薏苡仁、熟薏苡仁各15g。水煎服，每日1剂。

三诊：服40余剂后，尿镜检：蛋白少许，24小时蛋白定量1.5g。肾功能正常，出院后继以上方制丸常服，以资巩固。

◆ 解析

本案乃据"久病必有瘀"之观念而立章法。病久则气血不畅，气滞血瘀；古人谓：血水同源，有"血不利则为水"之说。肾的"血瘀"不仅为导致水肿的原因之一，还可概括病变肾的肾小球毛细血管阻塞，肾组织缺血、缺氧及纤维组织增生等病理改变。以活血化瘀药疏通血脉，祛除瘀滞，提高肾血流量，改善肾组织的营养，软化或吸收增生性病变，从而有利于消除蛋白和水肿，这也是恢复肾病理改变的基本原则。本例病程较长，脾肾亏虚，湿郁化热，有血瘀指征，提示肾炎与全身性循环障碍有关，故立益肾化瘀之法，加龙葵、蛇莓、蜀羊泉清热散瘀，利湿消肿，益母草、蒲黄行血散瘀，配合僵蚕粉提高蛋白，抗过敏，从而取得了满意疗效。

【引自】颜德馨.中华名中医治病秘囊·颜德馨卷.上海：文汇出版社，1999.

◆ 读案心悟

慢性肾病 名医验案解析

周仲瑛医案

黄某，女，36岁。1995年4月21日初诊。患者于1994年8月出现面浮足肿，镜检示血尿，经西医多方检查，原因未明。自觉肾区酸痛，腿膝酸软，尿次不频，尿时不痛、不急，时有恶心，心烦口干，饮水不多。舌质偏红、苔薄黄微腻，脉细。晨尿红细胞计数2.5×10^8/L，细胞形态多样。B超检查肝、胆、肾均正常，尿路造影亦无异常发现。

名医小传

周仲瑛，南京中医药大学教授、主任医师、博士生导师、国医大师。世代中医，幼承庭训，随父周筱斋教授学习中医。1948年开始从事中医临床工作，1956年进入南京中医学院附属医院工作，先后任住院医师、主治医师、主任医师、院长等职。目前担任中国中医科学院学术委员、江苏省中医学会终身名誉会长等职。

【辨证】肾阴亏虚，下焦湿热内蕴。

【治法】滋肾清下，固络止血。

【处方】生地黄10g，山药10g，山茱萸10g，牡丹皮10g，茯苓10g，泽泻10g，墨旱莲10g，阿胶珠10g，煅人中白10g，紫珠草10g，苎麻根20g，大黄炭3g，虎杖12g，石韦12g。水煎服，每日1剂。

1995年5月5日二诊：恶心、心烦消失，口干不著，尿检红细胞计数减至12×10^8/L，唯觉肾区仍有酸坠感，不耐疲劳，尿量偏少，手指胀而不舒。舌质暗红，苔薄黄，脉细。滋肾清下奏效，拟守前法进退。

【处方】生地黄15g，炙龟甲（先煎）15g，山药10g，牡丹皮10g，茯苓10g，泽泻10g，阿胶珠10g，煅人中白10g，墨旱莲10g，稽豆衣10g，苎麻根20g，大黄炭3g，狗脊12g。水煎服，每日1剂。

1995年5月19日三诊：药后腰肾区酸痛基本消失，手指胀结亦除，小便色清，尿量正常。舌质淡红、苔薄黄，脉细。尿检正常。再予原法调治巩固。前方去墨旱莲、狗脊、大黄炭、人中白、稽豆衣，加黄檗10g，知母6g，虎杖12g。

◆ 解析 🎨🎨🎨　　　　　　◆ 读案心悟

　　详察本例症情，当是尿血，与血淋之证有异。良由肾阴亏虚，虚热内生，下焦湿热蕴结所致。肾与膀胱相表里，血为热迫，渗溢膀胱，则血随溺出。病理性质属本虚标实，但以本虚为主。《类证治裁》说："溺血日久，肾液虚涸，六味阿胶饮。"故仿六味阿胶饮意治之，临床效果显著。

　　【引自】周仲瑛. 周仲瑛临床经验辑要. 北京：中国医药科技出版社，1998.

第三章　肾病综合征

肾病综合征（nephrotic syndrome，NS）是一组临床症候群，其主要表现如下：①尿蛋白大于3.5g/d；②血浆白蛋白低于30g/L；③水肿；④高脂血症。其中①②为诊断所必备。

严格来说，肾病综合征并不是最终诊断。它由多种病因所引起，其临床表现、发病机制、病理改变及预后也各不相同。这里主要讨论原发于肾小球疾病所导致的肾病综合征。

肾病综合征可分为原发性和继发性两大类，可由多种不同病理类型的肾小球疾病所引起。原发性肾病综合征多由系膜增生性肾小球肾炎、系膜毛细血管性肾小球肾炎、膜性肾病、微小病变性肾病等所导致；继发性肾病综合征多由系统性红斑狼疮性肾炎、过敏性紫癜性肾炎、糖尿病性肾病、遗传性疾病等引起。

引起原发性肾病综合征的肾小球疾病主要病理类型有微小病变性肾病、系膜增生性肾炎、系膜毛细血管性肾小球肾炎、局灶性节段性肾小球硬化和膜性肾病。

中医学认为，肾病综合征属于"水肿""虚劳"等范畴。该病以脾肾功能失调为重心，以阴阳气血不足尤其是阳气不足为病变之本，以水湿、湿热、瘀血阻滞为病变之标，表现为虚中夹实之证。该病易感外邪，也常因外感而加重病情。如病情迁延，正气愈虚，邪气愈盛，日久则可发生"癃闭""肾衰"等病。

黄春林医案

吴某，女，32岁。2006年11月13日因"发现尿蛋白3个月，咳嗽咽痛3天"初次来诊。症见少许恶寒发热，咽痛，胸闷，咳嗽鼻塞，腰酸，睡眠不佳，双下肢轻度水肿，夜尿2～3次，大便正常，舌淡、苔薄黄，脉浮。当天查尿常规：尿蛋白（＋＋＋），隐血（＋）。黄春林教授接诊后，结合既往肾穿检查结果，中医诊断：水肿；西医诊断："肾病综合征（微小病变型）"。

【辨证】脾肾气虚，外感风邪。

【治法】和解少阳，佐以宣肺清咽，利水消肿。

【处方】小柴胡汤：柴胡15g，黄芩15g，法半夏15g，太子参25g，蒲公英20g，重楼15g，羌活15g，紫苏叶15g，广藿香15g，连翘15g，浙贝母15g，炙甘草10g。3剂。

2006年11月20日二诊：患者外感已愈，双下肢仍轻度水肿，自觉无其他不适，舌淡苔薄黄，脉沉细。尿常规未复查。黄春林教授认为外感已愈，当以治本证为主，遂停用上方，重新拟方。

【处方】黄芪30g，茯苓皮30g，芡实25g，何首乌20g，山茱萸25g，菟丝子20g，杜仲25g，北沙参30g，灵芝20g，丹参20g，苏木10g，蒲公英20g，广藿香15g，石斛20g，海螵蛸15g，炙甘草10g。

2007年8月三诊：上方加减服用约9个月后患者病情稳定，双下肢水肿消失，血压控制良好。2007年8月复查尿常规：尿蛋白（－），隐血（＋）。继续守前法治疗。

2007年12月四诊：患者自觉无不适，查尿常规：尿蛋白（－），隐血（－）。此后患者坚持以上方调理，为预防上呼吸道感染，坚持使用硼酸乳膏刷牙、银荷漱口液漱口。随访至2010年2月未复发。

◆ 解析

肾病综合征的患者往往正气亏虚，易感受外邪，治法当祛邪而不伤正。小柴胡汤为治伤寒少阳病之方，且药力轻缓，不伤正气。黄春林教授常用其利气机、达外邪，以治疗肾病综合征患者之感冒。

水肿乃脾虚无法固摄精微，肾虚气化无力所致。黄春林教授予补益脾肾之法，以黄芪、茯苓、芡实、灵芝益气健脾，以何首乌、山茱萸、菟丝子、杜仲补肾固精，辅以丹参、紫苏木活血通络，茯苓皮利水消肿，广藿香、石斛运脾养胃。考虑山茱萸其味酸易伤脾胃，故以海螵蛸制酸护胃；考虑补益药物性偏温，故予蒲公英清热、北沙参养阴。

【引自】刘旭生，卢富华. 黄春林教授肾病医案医话集. 广州：广东科技出版社，2012.

周信有医案

陈某，男，4岁。1997年1月7日初诊。半年来患儿全身水肿，小便量少，住某医院检查诊为肾病综合征。当时检查，总蛋白32.8g/L，白蛋白13.4g/L，球蛋白19.4g/L。尿量400mL，三酰甘油2.35mmol/L，尿蛋白（＋＋）。住院经服泼尼松等激素类药物对症支持治疗，水肿有减，遂出院欲求中药调治。症见全身水肿，尿少，纳减，便溏，面色黧黑，表情呆板，舌淡胖、苔白滑，脉沉细。

【辨证】脾肾阳虚，水湿泛滥。

【治法】益气湿肾，利水活血。

【处方】党参6g，炒白术6g，黄芪6g，制附子4g，猪苓、茯苓各6g，泽泻6g，车前子（包煎）6g，益母草6g，怀牛膝4g，桂枝4g，巴戟天6g，山茱萸6g，熟地黄6g。

水煎，日服3次。服药10剂，患儿水肿有减，尿量增多，每日500mL。效不更方，守方继进20剂。

1992年2月18日三诊：家人诉患儿尿量每日约700mL，不水肿，纳谷增加，患儿精神好转。原方加补骨脂6g，继服5剂，以巩固疗效。于1997年3月4日化验尿常规正常，三酰甘油1.60mmol/L。目前，小孩健康成长，身体良好。

名医小传

周信有，全国继承老中医药专家学术经验指导老师，仲景国医大学名誉教授，享受国务院政府特殊津贴。20世纪30年代后期从师学医。40年代任安东市（今辽宁省丹东市）联合中医院院长。50年代曾先后任安东市中医师公会会长。1960年奉调北京中医学院（今北京中医药大学）内经教研室任教。1970年为了支援大西北医疗事业调到甘肃从事医疗、科研工作。1978年甘肃中医学院成立，调任该院内经教研室主任、教务处处长、教授等职。

◆ 解析

本病的发生主要是由于先天禀赋不足，肺、脾、肾虚弱，或风、湿、热、毒、劳伤等因素伤及肺、脾、肾三脏，使气化失调、水湿内停、封藏失职、精微外泄所致。肺主宣肃，通调水道；脾主运化，摄取精微，输布水液；肾司开阖，封藏精气，排泄湿浊。肺虚则宣肃失职，卫表不固则易于感邪，水道不通则水湿内停；脾虚则运化无权，精微不摄，水液不布；肾虚则开阖失常，精微

◆ 读案心悟

不摄，湿浊不泄。《景岳全书·肿胀》曰："凡水肿等证，乃肺脾肾相干之病，盖水为至阴，故其本在肾；水化于气，故其标在肺；水唯畏土，故其制在脾。"

本病的中医辨治同慢性肾小球肾炎之脾肾阳虚型，治宜益气温肾、利水活血、通便泄浊。由于本病尿中大量丢失蛋白质，加上胃肠道水肿而导致恶心作呕、厌食纳差，蛋白质摄入不足而造成低蛋白血症，故在此阶段采用中药扶持胃气，增进食欲，以提高血浆蛋白往往能收到明显效果。

【引自】周信有.内科专家卷·周信有.北京：中国中医药出版社，2013.

金 洪 元 医 案

尚某，男，25岁。2008年3月15日时，患者头面部、四肢反复水肿，尿蛋白（＋＋＋～＋＋＋＋）半年余。从2008年10月初，因感冒，出现头面部水肿，逐渐加重，尿量少，在外院查血浆白蛋白23g/L，尿蛋白（＋＋＋＋）。经相关检查诊断为肾病综合征。住院以泼尼松30mg，每日1次，口服等治疗2个月余出院。在该院门诊定期复诊2个月余，泼尼松递减至10mg，每日1次。于2010年3月10日再次感冒，眼睑、双下肢水肿又作、尿少，遂求金老诊治。症见：舌质淡、根苔腻，脉细滑数，查尿蛋白（＋＋＋＋），24小时尿蛋白定量5g，要求患者行肾活检检查，患者拒绝。诊断：水肿，肾病综合征复发。

【辨证】脾肾虚弱，水湿浸渍。

【治法】益气补肾，祛风利湿。

【处方】薏苡仁15g，泽泻10g，金樱子18g，白茅根20g，益母草15g，石韦15g，车前子12g。西药：泼尼松加至30mg，每日1次，口服。

治疗3周后，水肿、尿少等症状减轻，尿蛋白（＋），24小时尿蛋白定量1.18g/L。但就诊时又感冒、咳嗽、咽痛，中药改用银翘散加麻黄、杏仁、桑白皮、百部、僵蚕、蝉蜕等，服6剂后感冒咳嗽愈，继用前方加减，服药60多剂。期间因感冒，面肢水肿、尿少有反复，中药：银翘散加味大致同前。每服7剂，感冒愈。但仍存乏力、虚汗多，面、肢轻度水肿，纳差，舌苔厚腻，脉滑数。中药更方，治以益气固表、健脾利湿。

【处方】黄芪35g，白术6g，防风6g，山药15g，薏苡仁12g，茯苓12g，陈皮6g，芡实15g，金樱子18g，石韦12g，连翘12g，蝉蜕8g，鸡内金8g，炒麦芽9g。每日1剂。

共服180剂。泼尼松顺利递减至5mg，每日1次，再改为1个月减2.5mg。至2011年3月4日，历时1年，期间又因反复感染病情反复4次，拒绝其他免疫抑制剂治疗，故将泼尼松量加至每日30～35mg，中药主方不变，适当加用清热解毒、祛风消肿、利尿等药治标，并加用抗生素、利尿剂对症处理，病情逐渐稳定，精神、饮食好转，虚汗仍多，感冒次数略减少，夜间下肢凉感，尿蛋白（＋），24小时尿蛋白定量1.19g/L。中药重用益气固表，健脾补肾固精之品。

【处方】黄芪45g，白术8g，防风8g，熟地黄15g，山药12g，山茱萸8g，菟丝子12g，补骨脂8g，芡实18g，金樱子24g，石韦15g，蝉蜕8g，茯苓12g，陈皮8g，炒麦芽9g。泼尼松5mg，每2日1次。

2011年11月15日，经20个月不间断服中药上方加减600多剂，及最小剂量泼尼松2.5mg，2日1次口服维持，到完全停服。患儿病情稳定，精神好，汗出不多。复查血浆白蛋白39.5g/L，肝、肾功能正常，定期复查尿蛋白均阴性，24小时尿蛋白定量0.12～0.14g。后又巩固治疗，间断服药至2012年3月17日，停止一切治疗。

◆ 解析

复发难治性肾病综合征经激素等多种药物治疗，使脾胃受伤，抵抗力低下，反复感冒、感染，致肾病频繁复发。宜重用益气固

◆读案心悟

表药，每方黄芪量均达35～45g，佐以白术、防风即玉屏风散，不仅补气固表，增强免疫功能，且可涩精止汗，减少尿蛋白。脾为后天之源，脾旺不受邪。金老师善用山药、白术、薏苡仁、茯苓、陈皮、鸡内金、炒麦芽等健脾助运，补后天实先天，合补肾固精法，脾肾双补，体质增强，减少复发，而使病情逐渐康复。

【引自】王丽敏. 肾病效验录. 北京：学苑出版社，2013.

祝 谌 予 医 案

名医小传

祝谌予教授，20世纪30年代初师从于北京四大名医之一施今墨先生，致力于中医理论的学习研究和临床医疗实践。他在学习中医理论的同时，还学习西医的解剖、生理、病理等知识，以求中西医融会贯通。他擅长治疗内科脾胃病、肾病及妇科病。根据中医辨证施治与辨病施治的原则，终成一代中医名家。

杨某，男，18岁。1978年4月5日初诊。患者2年前因水肿伴大量蛋白尿诊为肾病综合征，间断服激素治疗不理想。当时口服泼尼松40mg/d，尿液检查：蛋白（＋＋＋～＋＋＋＋），24小时尿蛋白定量大于3g。诊见双下肢明显水肿，按之凹陷不起，尿量不少。形体虽丰但弱不禁风，易感冒后咽痛。疲乏无力，腰酸膝软。舌淡胖尖红、有齿痕，脉沉细。

【辨证】脾胃两亏，水湿内停。

【治法】培补脾肾，利水消肿。

【处方】六味地黄汤、防己黄芪汤加减：生地黄、熟地黄各10g，五味子10g，怀山药10g，牡丹皮10g，茯苓25g，泽泻10g，生黄芪30g，防己10g，白术10g，炙甘草5g，石莲子15g，车前草30g，墨旱莲15g，白花蛇舌草30g。每日1剂，水煎服。

前方加减服用30余剂，患者自觉体力增加，感冒次数减少，水肿减轻。

化验24小时尿蛋白定量2.3～3.2g，守方再加菟丝子15g，续服45剂，患者水肿大减，体力基本恢复，尿液检查蛋白（＋＋）。口服泼尼松减至30mg/d，前后服药共计90余剂，经治3个月，患者水肿消退，化验24小时尿蛋白为微量，口服泼尼松减至20mg/d维持，乃将原方稍事加减，改配丸药，缓图收功。

◆ 解析

◆ 读案心悟

水为至阴，其本在肾；水化于气，故其标在肺；水惟畏土，故其治在脾。可知攻水与补虚乃治疗水肿两大法则。本案病程两载，肿势严重且正气已虚，治之较难。若径用攻逐利水之法，虽可取快于一时，但复伤正气，终非良策。从中医分析肾病综合征多呈本虚标实，由于脾虚不摄，肾气不固，精微物质则从小便渗漏不止；上不制水，气不化水，是以肿势滔天。故治疗始终以培补脾肾为主，利尿消肿为辅，虽然水肿消退缓慢，但整体病情日趋好转，尿蛋白渗漏逐渐减少，收效稳妥，所谓"王道无近功"是也。

【引自】董振华，李元，范爱华，等. 祝谌予验案精选. 北京：学苑出版社，2007.

高 辉 远 医 案 ①

韩某，男，42岁，1991年6月4日初诊。患者腰酸乏力，面部及双下肢水肿，气短自汗，小便不利，食纳不佳，便溏。尿常规检查：蛋白（＋＋＋＋），24小时尿蛋白定量7g，血总蛋白40g/L，白蛋白21g/L，球蛋白20g/L，胆固醇11.84mmol/L。经口服泼尼松40mg/d等药物治疗2个月，尿蛋白（＋＋＋），24小时尿蛋白定量

4.5g，胆固醇7.89mmol/L，血浆白蛋白25g/L，球蛋白22g/L。西医诊断：肾病综合征Ⅰ型。舌质淡胖、苔白，脉沉细弦。

【辨证】脾肾阳虚，气化不利。

【治法】益气温阳，佐以补肾健脾，化气行水。

【处方】太子参10g，黄芪15g，茯苓10g，猪苓10g，泽泻10g，白术10g，桂枝8g，川附子8g，熟地黄15g。

水煎服，每日1剂，早、晚各服1次。守方连用36剂后，泼尼松减至20mg/d，尿蛋白（＋），24小时尿蛋白定量为0.6g，血浆白蛋白45g/L，球蛋白26g/L。继服50剂后，泼尼松已减至5mg/d，尿蛋白（－），血浆白蛋白、球蛋白、血胆固醇均正常，水肿等诸症消失，体健纳佳，临床治愈出院。

名医小传

高辉远，出自中医世家，幼承家学。1958年受业于中医学家蒲辅周先生，达17年之久。曾任中国中医研究院高干、外宾治疗室副主任，长期任周恩来总理保健医疗科主任，《中医杂志》《中医药学报》《中西医结合杂志》编委或编委会副主任。主要著作有《蒲辅周医案》《蒲辅周医疗经验》《中医对儿科传染病的辨证法》。

◆ 解析

肾病综合征属中医学"水肿""肾虚"等范畴。高老认为，本病的病机要点是本虚标实，对此虚实夹杂之病，主张以肾之阴阳为本，益肾健脾则开阖有度，水邪有制而肿可自消的学术观点，并创制了"新加春泽汤"，临床应用10余年，治疗肾病综合征疗效确切。春泽汤出自明代王肯堂《证治准绳》，是根据张仲景《伤寒论》五苓散加入参而成。高老在继承前人的经验基础上，再加川附子、熟地黄、生黄芪组成。方中附子温补肾阳；熟地黄滋补肾阴；太子参、黄芪、白术健脾益气；茯苓、

◆读案心悟

猪苓、泽泻淡渗利湿；桂枝化气行水。全方共

达扶正固本，益肾健脾，化气行水之功效。上

验案运用本方治疗则是其例。

【引自】王发渭，于有山，薛长连. 高辉远验案精选. 北京：学苑出版

社，1995.

高 辉 远 医 案 ②

陈某，男，33岁。1972年8月11日因面浮足肿、少气乏力、腰膝酸软、小

便不利而住院。实验室检查：尿蛋白（＋＋＋＋），血浆蛋白35g/L，胆固醇

4.08mmol/L。临床诊断：肾病综合征。用泼尼松、地塞米松、吲哚美辛（消炎

痛）、环磷酰胺、氮芥及中药肾炎丸等治疗，历时1年多，效果不明显。1973年

9月20日，患者要求出院疗养。出院化验：尿蛋白（＋＋＋＋），24小时尿蛋白

定量20.24g，血浆蛋白和胆固醇同前。2个月后（1973年11月25日）第2次住院。

检查所见：面部及下肢水肿加重，面色白，神疲乏力，尿蛋白（＋＋＋＋），

24小时尿蛋白定量13.35g，颗粒管型1～3个/HP，胆固醇3.55mmol/L，再用泼尼

松、环磷酰胺、氮芥、吲哚美辛、双嘧达莫加青霉素和肾炎片，中药汤剂偏方

等，效果仍不明显。截至1974年3月，患者出现黄疸、恶心呕吐、腹胀、腹水

和少尿症状。肝功能检查：总胆红素15.5mmol/L，麝絮（＋＋），谷丙转氨酶

82.5U/L。尿胆红素阳性，尿蛋白（＋＋＋＋），非蛋白氮51mmol/L，经中药和

白蛋白静脉滴注等对症疗法，1个半月后腹水见退，亦不呕恶，肝功能和转氨

酶正常，肝虽已缓解，但肾病更见加重，尿蛋白定性和定量丝毫不好转，且易

感冒，身体日渐衰弱，腰腿痛、水肿尚显，睡眠极差，纳减，便溏，尿少，伴

血压升高、心律失常等症状，卧床不起，于1975年2月17日请高老会诊，舌质

淡、苔呈地图状、色白而微腻，脉象两寸尺俱弱、两关独弦、时有结象。

【辨证】肾损及肝，正虚阳微。

【治法】益肾温阳，扶正固本。

【处方】桂附八味丸加味。生地黄、熟地黄各10g，怀山药10g，云茯苓

10g，建泽泻10g，山茱萸10g，炒牡丹皮8g，川附子8g，桂枝6g，金毛狗脊

15g，川草薢10g，炒酸枣仁10g。

水煎服，每日1剂，早、晚各服1次。连服45剂，患者精神好转，水肿减退，腰腿酸痛亦轻，食欲进步，大便不溏，尿量每日600～800mL，睡眠尚差，脉虽沉细、关已不弦，亦没有结代脉，地图舌已平、舌苔薄白，尿常规检查：尿蛋白（＋），24小时尿蛋白定量4.95g。患者开始下床，要求出院治疗。按脉证心肝症候不显，仍宜以肾病为主，方用新加春泽汤主之。

【处方】猪苓10g，云茯苓15g，建泽泻10g，炒白术10g，桂枝8g，党参10g，生地黄、熟地黄各10g，生黄芪10g，川附子8g，怀山药10g，生薏苡仁10g，车前子（包煎）10g。

带药院外服，每日1剂。坚持服至1977年7月13日，患者体力增强，活动增加，精神较好，面色荣润，食欲佳，二便能利，除睡眠多梦外，无其他不舒。检验结果：尿蛋白定性、定量均阴性，非蛋白氮和肾功能、肝功能均正常。血常规：血红蛋白154g/L，血浆蛋白68g/L，舌质色正、舌苔薄白，脉象沉缓、律齐。据此，肾病综合征已获临床治愈。随访10年，未复发。

◆ 解析

本例为顽固性难治之肾病综合征。在病情发展过程中，累及肝和心脏，出现黄疸和心律失常，增加了复杂性。虽经用激素和免疫抑制剂，其效不彰。高老审时度势，紧扣病机，故于病情垂危之时，先以桂附地黄汤加味益气温阳、化气行水、滋肝养心，扶正固本，俟病情一有转机，始用新加春泽汤为主以竞其功。由此可见，医者既要探寻行之有效的主要方剂，而且要严格掌握"辨证论治"的基本原则。

【引自】王永炎.中国现代名中医医案精粹.北京：人民卫生出版社，2010.

◆ 读案心悟

高辉远医案 3

孙某，男，40岁。病近1年，自感心慌气短，动则喘促，疲乏无力，食少、纳呆，腰膝酸软，腹胀，手足心热，口渴，双下肢水肿。肝转氨酶异常，乙肝五项均阳性，尿蛋白（＋～＋＋＋），透明管型（＋＋），血浆白蛋白26g/L。西医诊断：乙型肝炎，免疫复合物肾炎，肾病综合征。应用保肝及肾上腺皮质激素已久，效果不满意。前医辨证为肝肾阴虚，用六味地黄汤加减治疗已久，开始自感口渴、手足心热等症稍减，久服渐之腹胀更甚，食欲全无，精神、体力极差。因中西医治疗效果不佳，慕名而来求治于高老。前症俱在，舌质淡、苔白腻，脉沉细。高老改弦易辙，用健脾益气、养胃生津之法。

【辨证】 脾肾双亏。

【治法】 健脾益气，养胃生津。

【处方】 生黄芪15g，太子参10g，炙甘草5g，连皮茯苓15g，鸡内金10g，石斛10g，陈皮8g，建神曲10g，生姜3片，大枣5枚。

水煎服，每日2次，早晚各服1次。患者服药12剂后，自感腹胀减轻。守上方继服18剂后，诸症基本消失，饮食倍增，精神大振。尿蛋白（＋），肝转氨酶正常，乙肝五项中只有HBsAg（＋），余均转阴，血浆白蛋白46g/L。继续调治3个月而愈。

◆ 解析

本方养胃生津、益气健脾，重在调理脾胃，以助生化，脾胃健，化源足则功能易复，临证辨证准确，效如桴鼓之应。如本案西医诊断为乙型肝炎、免疫复合物肾炎、肾病综合征，中医可归于虚劳范畴。患者病证复杂难治，既有口干、手足心热、腰膝酸软等阴虚之

◆ 读案心悟

慢性肾病

名医验案解析

候，又有神疲、心慌气短、无力、腹胀、纳差等脾肺气虚之证。前医只着眼于阴虚，久用六味地黄汤加味，结果使本来虚弱的脾胃又受阴药遏制，则更难以运化水谷精微，所以用后反使病情更甚，高老审证求因，取"上下交虚治其中"的原则，用健脾益气、养胃生津之法，重在调理脾胃，以助其生化功能，施治得法，终使顽症得疗。

【引自】王发渭，于有山，薛长远.高辉远验案精选.北京：学苑出版社，1995.

李少川医案

王某，女，13岁。1984年5月20日来诊。自1984年4月15日感冒，低热、咽痛，继之面及全身水肿，4月20日诊为"急性肾炎""小儿肾病综合征"。经某医院用中药与泼尼松10mg，每日3次联合治疗，尿蛋白自（＋＋＋）降至（＋），后持续下降，但经常呕吐，面部及腿仍有水肿。于5月20日来诊，患者面色苍白，舌苔薄腻，脉象稍滑。随嘱其递减停用泼尼松。

【辨证】脾肾亏虚，水湿泛滥。

【治法】健脾化湿。

【处方】嫩紫苏梗9g，制厚朴10g，广陈皮6g，炒白术6g，肥知母9g，云茯苓

名医小传

李少川.中医儿科专家。四世从医，1942年又求师于北京四大名医汪逢春门下，深得其真传。1944年悬壶津门。曾任天津中医学院一附院副院长，天津中医学院教务处副处长、副院长、硕士研究生导师，天津市中医药学会副会长，《天津中医》编委等职。李老从医六十余年，积累了丰富的医疗经验，为中医事业做出了巨大贡献。

9g，抽葫芦10g，炒枳壳9g，麦冬9g，猪苓5g，泽泻10g，甘草6g。

将上药放入容器内，先用冷水浸泡20分钟，然后用微火煎30分钟，取120mL，分2次温服。

每日煮服1剂。服用10剂后，水肿消失，食欲转佳，尿蛋白微量至阴性。前方加藿香10g，佩兰10g；又服7剂，先后复查3次尿蛋白均为阴性，而治愈。

◆ 解析

本方"开鬼门""洁净府""去菀陈莝"为治水肿之宗旨。医家治水肿之法，多遵《黄帝内经》化裁而成，故其源一也。开鬼门即发其汗，方中紫苏梗能开腠疏表以发其汗，远比麻、桂辛温过燥为妥；洁净府即利其便，方中抽葫芦、泽泻皆有甘淡利湿之功，又比过投栀子、木通苦燥伤阴为佳；去菀陈莝即是涤肠胃之郁，使脾胃得以维持正常的受纳腐熟，俾浸渍之水可以归经。方中厚朴、陈皮、白术、枳壳，借其辛香苦燥，以调达脾胃升降枢机；加知母、麦冬者，一则可佐白术之燥，二则又可以顾胃阴之功。动物实验表明，此六者在提高血浆白蛋白、降低蛋白尿及胆固醇方面均有一定的效果。

【引自】王永炎.中国现代名中医医案精粹.北京：人民卫生出版社，2010.

◆ 读案心悟

邹云翔医案 1

　　孙某，女，15岁。1967年患肾病综合征，全身水肿，有胸腔积液、腹水，经治疗，水肿向退。但多年来蛋白尿不退，而于1975年5月22日来邹老处门诊。患肾病已8年，夜间尿多（解溲3次），下肢微肿，微咳、痰少，胃纳一般，脉细，苔白。尿常规：蛋白（＋＋），红细胞少，脓细胞少。血压100/70mmHg。

　　【辨证】肾虚不固，脾虚下陷，肺气失宣。

　　【治法】益肾固摄，健脾补气，宣肺化痰。

　　【处方】枸杞子12g，菟丝子15g，潞党参15g，绵黄芪12g，净芡实9g，怀山药12g，云茯苓9g，全当归9g，青防风3g，玉桔梗3g，炙甘草3g。

　　水煎服，每日1次，早晚各服1次。服上方40剂后，夜尿减少，量多1次，下肢肿退，咳止，尿蛋白稳定在（＋）。皆属佳象，效不更方。再服20剂后，自觉症状消失，尿检蛋白稳定于微量，余项皆正常。续服原方，巩固疗效。

◆ 解析

　　水肿病与肺、脾、肾三脏有关，调整和恢复其功能，是治疗水肿病之关键。治疗须有恒心，有效方药可常服以缓图，水到渠自成，欲速则不达。邹老之健脾固肾宣肺方，紧扣水肿病机，着重调理肺脾肾三脏之功能；三脏功能健旺，水肿自消。临床应用，效果颇佳。

　　【引自】邹云翔.邹云翔医案选.北京：中国中医药出版社，2013.

◆ 读案心悟

邹云翔医案 2

孙某，男，7岁。1971年4月29日初诊。患儿于1971年2月19日起，发现两下肢有瘀点和紫癜，且轻度水肿。尿常规检查：蛋白（＋），红细胞0～1个/HP，脓细胞极少，颗粒管型0～1个/HP。血小板计数16×10⁹/L，出、凝血时间均为1分钟。诊断为肾病综合征、过敏性紫癜肾炎型，于2月22日住入某医院治疗。入院后，经用去氢化可的松、青霉素、中草药等治疗，效不佳，紫癜反复出现，阵阵腹痛。尿常规检查：蛋白（＋＋＋～＋＋＋＋），红细胞（＋＋～＋＋＋），有颗粒管型。激素治疗不良反应已出现，尿蛋白未获减少，以为预后不良，4月29日至邹老处诊治。刻下：水肿面圆，腹大如鼓，腹壁静脉怒张，小溲量少，紫癜已隐，脉细数，苔白。尿常规：蛋白（＋＋＋～＋＋＋＋），红细胞（＋＋），脓细胞（＋），颗粒管型（＋＋）。血胆固醇10.4mmol/L。

【辨证】痰湿郁滞，气血不畅。

【治法】疏泄通络。

【处方】越鞠丸9g，苍术6g，薏苡仁9g，桃仁10g，合欢皮9g，郁金10g，红花9g，云茯苓9g，川续断6g，冬瓜子12g，川芎3g，法半夏6g，广陈皮6g，当归10g，白蒺藜9g，糯稻根须15g，香附子15g。

水煎服，每日1剂，早、晚各服1次。后因咳嗽，原方加三拗汤，咳止痰少。治疗2个月，病情好转，水肿消退，面色红润，腹部平软，形体正常自觉无不适。尿检查结果蛋白微量，血压90/70mmHg，血胆固醇4.68mmol/L，血尿素氮4.0mmol/L。血清总蛋白64mg/L，白蛋白42g/L，球蛋白22mg/L。之后，间断服药至9月，病情稳定，尿检正常而完全停药，入学读书。

◆ 解析 🌫🌫🌫🌫🌫🌫　　　　　　　　　　◆ 读案心悟

邹老根据《黄帝内经》升降出入的理

论："出入废则神机化灭，升降息则气立孤矣。""升降出入，四者之有，而贵常守，反常则灾害到矣。"（《素问·五常政大论》）同时指出：四者分之为升降、为出入，合之则一气字而已，夫百病皆生于气。又据《丹溪心法》云："气血冲和，百病不生；一有怫郁，百病生焉。"郁则气滞，气滞则升降出入之机失度，当升者不升，当降者不降，当出者不出，当入者不入，清者化为浊，行者阻而不通，表失护卫而不和，里失营运而不顺的理论认为：激素引起的库欣综合征，即表现为人体的升降出入功能紊乱，初伤气分，久延血分，变气血精微为湿浊痰瘀，阻于脏腑络脉肌腠而成。《素问·六元正纪大论》云："木郁达之，火郁发之，土郁夺之，金郁泄之，水郁折之。"邹老根据《黄帝内经》之理论，对肾病综合征，药物库欣综合征的治疗，创造了疏郁泄浊法，方用苍术、薏苡仁、香附子、郁金、合欢皮、半夏、陈皮、当归、红花、川芎、桃仁、茯苓等疏之泄之，疏其气血，泄其湿浊痰瘀，使失常之升降出入功能得以恢复，取得了满意的疗效。

【引自】邹云翔. 邹云翔医案选. 北京：中国中医药出版社，2013.

赵绍琴医案

房某，女，3周岁。1989年10月30日初诊。患儿自1989年4月因感冒后出现全身水肿去医院就诊，经检查发现尿蛋白（＋＋＋＋），并伴有大量管型，以肾病综合征收住入院治疗。用激素治疗后，水肿见轻，尿蛋白仍持续在（＋～＋＋）。现症：面色㿠白，全身轻度水肿，尿量较少，智力较差，激素已由每日30mg减至每日7.5mg，尿蛋白（＋＋），指纹色紫，舌红、苔厚腻，脉滑数。

【辨证】湿热蕴郁于内。

【治法】清热化湿，佐以凉血化瘀。

【处方】荆芥2g，白芷2g，紫苏叶3g，丹参5g，生地榆5g，白茅根、芦根各6g，赤芍6g，茜草6g，焦三仙（焦山楂、焦麦芽、焦神曲）各6g，水红花子6g。

水煎服，每日1剂，早、晚分服2次。症状缓解稳定后，改隔日1剂，早、晚分服3次。

服药7剂后，水肿消失，尿蛋白（－），夜啼不安。大便干结，舌红、苔薄白，湿郁渐化，热郁未清，仍以前法，佐以凉血化瘀，递减激素。

【处方】荆芥2g，防风2g，生地榆6g，丹参6g，赤芍6g，茜草6g，芦根、白茅根各6g，焦三仙（焦山楂、焦麦芽、焦神曲）各6g。

服药7剂，尿蛋白（－），饮食、二便正常。又按此方服药20余剂后，化验检查未见异常而停服激素。调整方为荆芥3g，生地榆6g，焦麦芽6g，水红花子6g；改隔日1剂，连服4周。

◆ 解析

肾病综合征，是高度水肿、大量蛋白尿、高脂血症及低蛋白血症为其主要特征的一组临床症候群。临床治疗多以利水、行水甚至逐水等方法，治疗方剂如五苓散、五皮饮及疏凿饮子等。而赵老从几十年临床观察和实践中，认为肾炎、慢性肾病的水肿，并非利水一途，因为利水的疗效不尽如人意，往往是越利尿水肿越甚，尿蛋白反复不降。其病的实质是湿热郁滞，邪气不去，正气难复。而用清化湿热的方法，往往收到比较满意的疗效。治水肿不用利

◆ 读案心悟

水剂，而收消肿之效，所谓不治之治是也。

【引自】尤昭玲，何清湖，何泽云．肾脏病名家医案·妙方解析．北京：人民军医出版社，2007．

茹十眉医案

陈某，男，26岁。1975年8月起病，全身水肿，尿蛋白（＋＋＋），住外院诊断为肾病综合征，经用泼尼松、环磷酰胺、苯丙酸诺龙等治疗2个多月，效果仍不显著。后自服云南白药，尿蛋白有所下降。出院不久，尿蛋白（＋＋＋～＋＋＋＋）及管型。来我院门诊仍未能控制，由于肾功能试验明显减退，收入病房。初诊：眼面及四肢水肿，小便短少，困倦无力，头晕腰酸，面时升火，口干不欲多饮，血压偏高，脉弦细，舌质偏红、苔薄腻。

名医小传

茹十眉，历任上海中国医学院、新中国医学院、复兴中医专科学校、上海中医专科学校教师。1956年调入上海中医学院，历任上海中医学院内科学教师，上海市中医研究班、全国中医内科师资专修班教师。著有《国医小儿科》《传染病》《妇女病》《医药顾问》《袖珍中医处方》等专著。撰写学术论文30余篇。

【辨证】脾肾两虚。

【治法】平肝利尿，益气健脾。

【处方】生地黄12g，生牡蛎（先煎）30g，黑大豆30g，白术9g，茯苓12g，牡丹皮9g，车前子（包煎）12g，金樱子15g，石韦30g，黄芪片（分吞）3g，鲜茅根30g。

服药7剂后，四肢水肿渐退，尿较清长，尿蛋白（＋＋＋），仍有管型可见。血压下降，头晕减少。脉弦细，苔薄腻。再拟前法出入。原方去牡丹皮，加牛膝9g。

继服，水肿已退，唯晨起眼面肿未消，头晕腰酸均见好转，肾功能正常，唯尿蛋白仍停留在（＋＋＋）。脉弦细数。

【处方】前法添用清热解毒之药。白花蛇舌草30g，蛇莓30g，蛇六谷30g，生地黄12g，茯苓9g，白术9g，石韦30g，车前子（包煎）12g，黄芪片

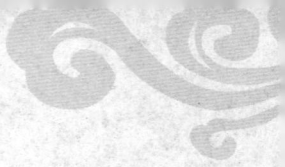

（分吞）3g。

服药7剂后，诸症悉减，尿蛋白仍不下降。此后除上方加减外，控制尿蛋白曾用金樱子、石龙黄、怀山药、桑螵蛸、蝉蜕等效果均不显著。

十诊起，改用五倍子粉0.3g入胶囊，每次1粒，每日3次，第2日尿蛋白显著下降，每次化验均（＋）或见微量，5日后一直正常，观察2个月左右未见反复，始出院。服五倍子粉以来不良反应只见便秘，隔日加润肠片6片，大便即转正常。

◆ 解析

五倍子粉胶囊治肾病综合征蛋白尿，是茹老多年临床经验的总结，如上例，值得讨论的是在服西药及中药期，尿蛋白并无下降。添用五倍子粉后，第2日开始见效，第5日后尿蛋白恢复正常。五倍子过去多作为外用收敛药，很少内服。《太平惠民和剂局方》以此配合茯苓、龙骨制丸服，治肾经虚损、真阳不固、溺有余沥、小便白浊如膏，名为"玉锁丹"。《金匮要略》治糖尿病的"文蛤散"，一云"文"即五倍子。余曾用治胡某（女），因糖尿病住院，病情顽固，日久不愈，内服甲苯磺丁脲、苯乙双胍等均无效，拟用中药治疗，经用益肾、健脾及治糖尿病新方1个多月仍难控制。又改用胰岛素注射，仍未及时控制。试用五倍子粉1份，每日3次入胶囊服，第2日开始，尿糖化验3次，均阴性；血糖亦得下降，观察20多天出院。五倍子在现代药理上认为只含有鞣质的一般作用，通过临床实践竟有新的发现，值得进一步研究。

◆读案心悟

【引自】尤昭玲，何清湖，何泽云.肾脏病名家医案·妙方解析.北京：人民军医出版社，2007.

张福生医案

吴某，男，32岁。因反复发作性全身水肿1年，诊为水肿（肾病综合征Ⅱ型）。曾在某医院肾活检诊为系膜增生性肾炎。曾用泼尼松、雷公藤多苷、潘生丁等治疗，病情一度缓解，但激素减量过程中病情反复，再服泼尼松8周无效。症见：双下肢水肿，按之如泥，面红有痤疮，纳差泛恶，腰膝酸软乏力，烦热口渴，小便量少色黄，舌质红有瘀点、苔黄腻，脉沉弦。实验室检查：尿蛋白（＋＋＋＋），红细胞（＋＋）；血白蛋白21g/L，血尿素氮9.1mmol/L，血胆固醇8.7μmol/L。诊断为水肿（阴水）。

【辨证】脾肾两虚，湿热瘀水交阻。

【治法】调和阴阳，健脾补肾，益气化瘀。

【处方】健肾汤加味：党参、黄芪、丹参各15g，女贞子、墨旱莲、山茱萸、川芎、仙茅、淫羊藿各10g，水蛭（研末冲服）6g。

每日1剂。泼尼松快速减量至30mg/d维持。服药20余剂后，水肿开始减退，尿蛋白减少；服药30余剂后，尿蛋白转阴，血尿素氮降至6.2mmol/L。继上方半年，激素逐撤减量至停用。随访2年，未见复发。

◆ 解析

难治性肾病综合征，病变涉及肺、脾、肾三脏，重在脾、肾。病理变化阴阳交错，虚实夹杂。病初起多为阴虚水泛，病久服用激素后，因激素为"纯阳"之剂，易伤阴，会出现阴虚火旺之征；激素减量时，又会出现不同程度的皮质激素撤减综合征，而现气虚阳虚之候。因脏腑功能失调，气虚无力行血，阳

◆ 读案心悟

虚不能温煦，血行不畅而致血瘀。因此，本方的组方以调和阴阳、健脾补肾、益气化瘀为根本大法。现代药理研究表明：益气药能增强机体免疫功能；活血药能降低血液黏稠度，增加肾血流量；滋阴药具有保护肾上腺皮质免受外源性激素抑制之作用；温阳药能兴奋下丘脑-垂体-肾上腺皮质轴系统。诸药配伍，随证加减，可以最大限度发挥激素及细胞毒药物的作用，防止其不良反应，提高本病的缓解率，预防复发，故可收到满意疗效。

【引自】张福生，李鲁平.健肾汤治疗难治性肾病综合证40例.陕西中医，1996，17（10）：441.

王临轩医案

胡某，男，27岁。自述患"肾病"3年余，经某医院诊为"肾病综合征"，相继住院治疗2年余，未见显效。症见：面目全身水肿、下肢尤甚，腰酸痛，肢软乏力、动则甚，3～4天遗精1次，甚则连续每晚出现，头晕心烦，神疲倦怠，小便深浊而少，食欲不振，面色无泽，舌淡微暗、苔白少舌根较厚，脉细而弱。尿、血常规检查：尿蛋白（＋＋＋＋）；胆固醇13.52 mmol/L，三酰甘油1.83mmol/L，肌酐256.36μmol/L，非蛋白氮34.27mmol/L，总蛋白56g/L。

【辨证】瘀阻之证。

【治法】渗湿通络活血。

【处方】生附子（先煎30分钟）24g，麻黄（红糖炙）、葱白各10g，细辛5g，白术12g，茯苓14g，甘草3g。每日1剂，水煎服。连服20余剂，腰酸已解。

1个月后，因不慎感邪，病又复发。症见：咳嗽，气急，畏寒，咽部不适，食减，苔自根部较厚而滑，脉沉细。治以温阳撒邪汤。另用泽泻、山楂肉适量泡开水常服。服药月余，水肿减轻，尿仍浑浊，遗精频繁，故拟上述原方，灵活变通，连服20余剂，外用龙骨、文蛤等量为末调膃肭敷脐，终获佳效。症状悉除，化验正常。继服甘温摄精之剂月余，脾肾双顾，以图巩固，追访身体健壮。

◆ 解析

　　肾病综合征治疗往往虚实难从。从虚而治，然虚不受补，若早补过补则使邪愈恋；从实而治，消利太过则戕害脏器，病情反剧，确为屡见。故宜既能温阳撤邪，调化固正，又能消利固涩，求得温阳不伤阴，消利不伤正，涩不留邪的原则，采用温阳、撤邪、消利、降浊、固涩、化瘀之法，随证施治。治疗病程中，须关注水毒潴留，浊阴逆乱之危候，又应随证施治。方中生附子温元阳又能消阴翳，配麻黄、细辛宣散水气，妙在撤邪；葱白通脉，交济阴阳；茯苓、白术、甘草健运调化固正，又能消利固守，求得温阳不伤阴，消利不伤正，固涩不留邪之效。

◆ 读案心悟

　　【引自】王临轩，王东平.自拟温阳撤邪汤治疗肾病综合证.北京中医，1990（4）：31.

肖长丁医案

　　马某，男，25岁。某校以水肿、乏力2年为主诉入院。曾诊断为肾病综合征，先后在郑州、西安几家医院住院治疗，给西药抗炎及激素治疗，病情无好转。症见：腰酸困，乏力，形寒畏冷，纳呆，双下肢水肿按之没指，舌淡红、苔白厚，脉沉细。尿常规检查：尿蛋白（＋＋＋＋），红细胞少许，颗粒管型（＋＋），24小时尿蛋白总量0.865g。血浆总蛋白46g/L，白蛋白16.8g/L，总胆固醇9.1mmol/L，尿素氮7.2mmol/L。

【辨证】脾肾阳虚，水湿内停。

【治法】补肾健脾，利水渗湿。

【处方】山药、黄芪、白茅根、车前子（包煎）各30g，熟地黄、山茱萸、当归、茯苓各15g，牡丹皮、泽泻、牛膝、桂枝各10g，熟附子6g。

每日1剂。同时服泼尼松20mg，每日1次，以后每15日减泼尼松5mg，2个月内将泼尼松减完。本方加减服药96剂，临床症状基本消失，精神好转，尿蛋白少许，24小时尿蛋白总量0.15g；胆固醇5.18mmol/L，血尿素氮1.46mmol/L。病情缓解出院。

◆ 解析

肾病综合征是以水肿、乏力、蛋白尿为主症。其病机当属脾肾气虚，湿浊停留所致。盖脾主运化，作用于精气的摄取与水液的输布。肾司开合，作用于精气的藏蓄与湿浊的排泄。脾虚则运化无权，难以摄取精微，又难以输布水液；肾虚则开合失常，未能固摄精气，又未能排泄湿浊，清不升，浊不降，而出现水肿、乏力、蛋白尿等肾病综合征的临床表现。济生肾气汤中用六味地黄汤补肾阴，用肉桂、附子补肾阳，牛膝、车前子利水消肿。该方有补肾健脾、利水消肿之功能。肾病多瘀，活血有助于肾阴、肾阳的化生，故加当归活血养血，加黄芪补气固表。现代药理研究表明，黄芪能促进机体免疫反应，提高细胞免疫和体液免疫功能，从而减轻免疫复合物对肾小球基底膜的损伤，对肾病的发病有阻抑作用，能延迟尿蛋白的发生。临床验证该方能使患者症状消失、肾功能改善，疗效是满意的。

【引自】肖长江.济生肾气汤加减治疗肾病综合证68例.陕西中医，1997，18（4）：149.

◆ 读案心悟

第四章　隐匿性肾小球肾炎

　　隐匿性肾小球肾炎又称无症状性血尿和（或）蛋白尿，一般指在体检或偶然情况下尿常规检查发现异常，不伴水肿、高血压和肾功能损害的一组肾小球疾病。其临床表现可以是无症状性血尿、无症状性蛋白尿，或两者均有，但以一种表现更为突出。无症状性血尿以持续性镜下血尿和（或）反复发作性肉眼血尿为共同临床表现，通常称为"单纯性血尿"或"无症状性血尿"，也有称为"隐匿性肾炎血尿型"。无症状性血尿患者多为青年人，无临床症状和体征，偶于体检时发现显微镜下肾小球源性血尿，持续性或反复发作性；部分患者于剧烈运动、感染发热等情况时出现一过性肉眼血尿，并于短时间内迅速消失。无症状性蛋白尿患者多见于青年男性，呈持续性蛋白尿。24小时尿蛋白定量通常在2g以下，以白蛋白为主。无症状性血尿和蛋白尿临床表现可有血尿也可以同时存在蛋白尿，但是24小时蛋白尿往往仅在1～2g。

　　隐匿性肾小球肾炎的中医诊治可以参考"溺血""尿浊""虚劳"等病证范畴。隐匿性肾炎的中医病因有素体虚弱，或为阴虚，或为气虚，或为气阴两虚，过劳伤及脾肾、湿热或热毒内阻等。

朱燕俐医案

余某，女，42岁。患者持续性肉眼血尿，伴腰酸、神疲乏力已1个半月。发病时有发热、畏寒、鼻塞、流涕、咽痛，数日后即见肉眼血尿，持续不愈。外院曾做B超、静脉肾盂造影、膀胱镜、中段尿培养等，均未见异常。尿相差显微镜检查：畸形红细胞占78%，应用维生素K_1、昆明山海棠等治疗均无效。入院后尿常规检查：蛋白微量，红细胞（＋＋＋＋）。尿抗酸杆菌多次检查阴性，24小时尿蛋白定量0.8g，内生肌酐清除率正常，尿纤维蛋白降解产物0.625r/mL，尿C肽30.6mg%。苔薄、质红，脉细。

【辨证】 气阴两虚。

【治法】 益气补肾，化瘀止血。

【处方】 马鞭草15g，白茅根15g，土大黄10g，碧玉散5g，小蓟草10g，黄檗12g，知母10g，生地黄10g，山茱萸12g，山药15g，茯苓15g，泽泻10g，牡丹皮10g，太子参10g，杜仲12g，牛膝12g，女贞子15g，墨旱莲15g。

水煎服，每日1剂。治疗3周后，尿转正常。随访至今已1年，每2周查1次尿常规，均正常。

◆ 解析

朱燕俐以本方加减治疗隐匿性肾炎单纯血尿30例，总有效率为83.33%。基本痊愈组见效时间最短为1周，平均为2个月。应用本方时，可随症加减。肺气虚型：症见体弱神疲自汗，易于感冒，舌苔薄白、质淡红，脉细。治宜补益肺气，凉血清热止血。方用血尿灵合补肺汤、玉屏风散加减：党参、黄芪、熟地黄、五味子、紫菀、桑白皮、白术、防风。如有咽痛时，去黄芪、熟地黄，加金银花、连翘、玄

◆ 读案心悟

慢性肾病 名医验案解析

参、蒲公英、沙参等。脾气虚型：面色少华，乏力，纳少，脘腹不适，泄泻或便溏，舌苔薄白、质淡，脉濡细。治宜健脾益气，凉血清热止血。方用血尿灵合参苓白术散或四君子汤加减：党参、白术、茯苓、怀山药、白扁豆、砂仁、陈皮、莲子肉、甘草等。

【引自】王莒生.名老中医经验集.北京：中国中医药出版社，2011.

王万军医案

李某，男，22岁。于1991年12月10日初诊。腰酸腿软半年，近日逐渐加重伴耳鸣、头晕、食欲缺乏、腹胀便溏、神疲体倦、少气懒言。查尿常规示尿蛋白（＋），红细胞（＋），余正常。西医诊断：慢性隐匿性肾炎。

【辨证】脾肾气虚。

【治法】健脾固肾。

【处方】芡术汤加减：芡实50g，白术、茯苓各20g，山药25g，菟丝子、金樱子、黄精各40g，百合30g，枇杷叶15g，黄芪15g，党参15g，当归10g，熟地黄15g。5剂，每日1剂，水煎服。

二诊：腰酸明显减轻。继续服用10剂，临床症状基本消失。偶因劳累出现上述症状，上药继续服用。3个月后，查尿常规示尿蛋白（＋），余正常。继续服药1个疗程，尿常规示尿蛋白（－）。又巩固治疗1个疗程，1年后复查无复发。

◆ 解析

隐匿性肾炎以蛋白尿表现为主，以脾肾气虚型最为常见。引起脾肾气虚之原因有劳倦过度、七情内伤、饮食失节、酒色房欲等。脾气虚弱，运化失司，气血乏源，肾不藏精，精微下

◆读案心悟

注，故以蛋白尿为主。方中金樱子、芡实以补肾涩精，黄芪、党参、白术、山药益气健脾，以补后天之本。熟地黄、菟丝子、枸杞子、当归以滋肾填精而补先天之本，如此则脾肾双补。

脾肾气虚者加党参、黄芪、当归、熟地黄；气阴两虚者加生地黄、山茱萸、墨旱莲；肝肾阴虚者加枸杞子、牡丹皮、女贞子；尿中蛋白多者加山楂；血尿多者加墨旱莲。

【引自】张萍，王万军.芡术汤治疗隐匿性肾炎.吉林中医药，2002，22（5）：16.

张秀兰医案

名医小传

张秀兰，毕业于陕西中医学院，从事内科临床工作四十余年，于1980年从事血液病临床研究工作。她在总结前人治疗血液病的基础上，打破了传统医学对血液病的认识。首次提出：肺为造血之祖，肾为造血之根，脾为造血之源，髓为造血之壤。四十余年来，曾多次进行学术交流，参与并主持课题30余项，在国内外刊物发表论文数篇。

陈某，男，59岁。1997年6月7日初诊。面部及双下肢轻度水肿1年，时腰痛，乏力，失眠，在院外治疗6个月以上，每月查尿蛋白均为（＋＋），圆盘电泳中分子（＋＋），小分子（＋＋），血压128/100mmHg，能坚持日常工作，肾功能良好，舌质淡红、苔厚腻，脉弦滑。予肾宁汤30剂。

【辨证】肾气阴两亏兼气血瘀阻。

【治法】补肾养阴益气，佐以行气，活血化瘀。

【处方】仙鹤草、淫羊藿、仙茅、豆卷、黄芪、山茱萸各20g，白茅根、大蓟、小蓟、茯苓、益母草各30g，枸杞子12g，水蛭（另包冲服）3g。

先将全部中药，浸渍在高出药面3cm的水中20分钟，然后加热煮沸20分钟，再过滤，每日3次，每次口服200mL。正规治疗疗程为3个月。

1997年7月7日复诊：症状全部消失，尿蛋白（±），圆盘电泳中分子（±），小分子（±），舌质淡红、苔薄白、脉弦。又继服60剂，所有症状消失，尿蛋白转阴，圆盘电泳中分子（-）、小分子（-）。

◆ 解析

◆ 读案心悟

肾宁汤中淫羊藿、仙茅、山茱萸、枸杞子相配平和补肾；仙鹤草、黄芪益气收敛以摄纳蛋白；大蓟、小蓟、仙鹤草以止血固摄；白茅根利尿止血；水蛭、益母草活血化瘀；茯苓、豆卷利湿。全方共奏补气养阴、活血化瘀之功。

肾阴虚明显者加生地黄20g；肾阳虚明显者加补骨脂20g；热毒盛者加灯笼花、赤芍各20g；眠差者加首乌藤30g，合欢皮20g；血压高者加赭石、珍珠母各30g。

【引自】衡炳芳，夏庆，张秀兰，等.肾宁汤治疗隐匿性肾炎35例.四川中医，1998，16（11）：21.

欧 阳 波 医 案

曾某，男，5岁。2002年5月24日初诊。于2000年初感冒发热1天后发现镜下血尿，红细胞2～4个/HP，隐血（＋），热退后1周尿检恢复正常。经省市级医院检查，诊为单纯血尿型隐匿性肾炎。症见夜尿频，每夜3次，无不适。查体：镜下红细胞5～8个/HP，隐血（＋＋＋）。予益气摄血汤基本方。

【辨证】脾肾两方亏，气虚不能摄血。

【治法】补益脾肾，益气摄血。

【处方】党参10g，黄芪10g，白术10g，菟丝子10g，枸杞子10g，覆盆子

10g，车前子（包煎）15g，生三七6g，紫草10g，甘草6g，藕节10g，白茅根6g。

水煎服，每日服药3次，2日1剂。1个月为1个疗程。如服药期间遇感冒发热等，则停此药而先治其表证，待表证治愈再继续治疗。每次复诊随症稍有增减用药。此患儿体虚易感，治疗期间曾数次因感冒发热而中断治疗，故血尿反复发作，截至2004年8月尿检完全正常，巩固治疗1个月期间均无复发，于9个月停药。此后每3～6个月复查尿样一次，截至2006年3月尿检均正常。

◆ 解析

◆ 读案心悟

血尿型隐匿性肾炎属中医学"尿血"之范畴，多因先天不足、后天失养致脾虚统血无力，肾虚不能封藏固摄，以致血溢脉外，渗入水道而尿血；肾虚不能约束水道则遗尿、夜尿频多。故治以补益脾肾，益气摄血，使脾肾得固，血宁气活，尿血自止。方中党参补中益气，生津养血；黄芪补气升阳；白术补气健脾，三药合用益气补脾摄血；菟丝子补阳益阴缩尿；枸杞子滋补肝肾；覆盆子、桑螵蛸、益智仁益肾固精缩尿；淫羊藿补肾壮阳；紫草凉血活血；生三七化瘀止血；藕节、白茅根散瘀止血；车前子利水通淋；甘草益气健脾，调和诸药。全方共奏补益脾肾、益气摄血之功。

【引自】李文江，欧阳波.益气摄血汤治疗血尿型隐匿性肾炎27例临床体会.云南中医中药杂志，2006，27（6）：22.

吕 仁 和 医 案

张某，女，27岁。2002年10月16日初诊。患者反复感冒，鼻塞、咽痛，排尿欠畅，尿有隐血（＋＋＋）1年余，在当地确诊为隐匿性肾炎。曾服中药治疗7个月，疗效欠佳，已停用。现症：鼻咽疼痛，口干欲饮，腰腿酸软，不耐劳作，急躁易怒，面色少华，大便偏干，舌红苔黄，脉细数。尿化验：隐血（＋＋＋），红细胞15～20个/HP。

【辨证】外感风热入血，化毒伤肾。

【治法】散风凉血，清热解毒。

【处方】荆芥10g，防风10g，蝉蜕10g，炒栀子10g，金银花30g，连翘30g，黄芩15g，猪苓30g，白花蛇舌草30g，紫草10g，苍耳子10g，板蓝根30g。水煎服，每日1剂。

2002年10月30日二诊：服药后，鼻咽痛减，腰腿痛减，情绪明显好转，大便转常，尿化验：隐血（＋），红细胞3～5个/HP。原方继续服用。

2002年12月15日三诊：咽不痛，腰不痛，二便调。尿化验：隐血（－），红细胞0～1个/HP。患者回家继续巩固治疗。

◆ 解析

吕老认为隐匿性肾炎血尿为主者，多为素体阴虚，外感风热，化毒伤肾。临证治疗多采用疏风凉血、清热解毒之法。此方用于隐匿性肾小球肾炎早期病情较轻者，多有良效；对病程久，病情较重者，可保护肾功能，延缓病情发展，经多年临床观察疗效满意。

【引自】王丽敏.肾病效验录.北京：学苑出版社，2013.

◆ 读案心悟

张琪医案

张某，女，52岁。2000年11月2日初诊。1999年10月感冒后发现尿混浊，有泡沫，在当地医院尿检：蛋白（＋＋），红细胞20～30个/HP。用抗生素及中药治疗1个月余，确诊为隐匿性肾小球肾炎，经多方治疗疗效欠佳，后求治于张老。现症：患者自觉周身酸重，腰酸腰痛，尿黄浑浊，咽痛口干，舌质红，舌体胖、苔白腻，脉滑。尿检：蛋白（＋＋），红细胞10～15个/HP。

【辨证】湿热毒邪，蕴结下焦。

【治法】利湿解毒。

【处方】利湿解毒饮：土茯苓50g，萆薢20g，白花蛇舌草30g，萹蓄20g，淡竹叶15g，薏苡仁20g，滑石20g，白茅根30g，益母草30g，山豆根20g，玄参15g，麦冬15g，甘草15g。水煎服，每日1剂。

二诊：服上方7剂，尿黄明显好转，周身觉轻松，唯仍腰酸，咽干。继以前方7剂，尿转淡黄色，咽痛口干均减轻，乏力、腰酸明显，尿化验蛋白（＋），红细胞5～7个/HP。舌体胖苔薄白，脉沉。证属湿热之邪已去，脾肾两虚症状明显，继以补益脾肾、清利湿热之剂治疗月余。尿检蛋白（±），红细胞3～5个/HP，继以前法调治1个月而愈。

◆ 解析

张老临床观察到，有些肾炎患者蛋白尿长期不消，用健脾补肾法难以奏效，而由于反复感染，临证中出现一派湿热症候，故而临床研究应用经验方利湿解毒饮（土茯苓、萆薢、白花蛇舌草、萹蓄、淡竹叶、山药、薏苡仁、滑石、通草、白茅根、益母草、金樱子），用此方后蛋白尿往往可以消失。但是辨别湿热证，应从热与湿之比重分析，此方对于湿重于热者较佳，如热重于湿，可用加味八正散治之。本例患者上焦咽干显著，故而张老在原方中去掉清下焦之品，而增加利咽之品，临床疗效显著，但后期由于脾肾亏虚显露，故改用补益脾肾之品而收功。

◆读案心悟

【引自】张佩青. 中国百年百名中医临床家丛书·张琪. 北京：中国中医药出版社，2002.

朱 进 忠 医 案

索某，男，30岁。4年前，在一次检查身体的过程中，偶然发现尿蛋白（＋＋＋），其后连续复查多次均见尿蛋白（＋～＋＋＋），确诊为隐匿性肾炎。始医以西药治疗1年多，不效，后医以中医活血化瘀、益气利水及清热解毒、滋阴补肾等治疗2年多仍无效。现症除尿蛋白（＋＋）之外，别无所苦，舌苔白，脉弦大，尺脉尤甚。

【辨证】气阴两虚。

【治法】补气养阴。

【处方】黄芪15g，当归6g，麦冬10g，党参10g，五味子10g，生地黄20g，苍术10g，茯苓10g，泽泻10g，牡丹皮10g，黄连10g，肉桂6g。

水煎服，每日1剂。同时配服肾康灵，每次4粒，每日3次。

二诊：服药6剂，化验尿蛋白（＋），继服10剂，尿化验阴性。临床痊愈。

◆ 解析

本例患者，前医泥于效方，固于成方，不予辨证，久治不愈。朱老在辨证过程中，虽然全身症状全无，但其善于查脉视证。脉见弦大，尺脉尤甚，脉弦大者，气阴虚也，尺脉大者，肾虚也。故而治从气阴着手，方用当归补血汤、生脉散、六味地黄汤加减。方证相对，故而临床疗效显著。

【引自】朱进忠. 中医临证经验与方法. 北京：人民卫生出版社，2005.

◆ 读案心悟

第五章　IgA肾病

　　IgA肾病是指一组以肾小球系膜区显著的IgA沉积为特征的肾小球疾病，为原发性肾小球疾病中最常见的病理类型。目前有关本病的发病机制尚无定论，多数学者倾向于属免疫复合物性肾炎。IgA肾病大部分的病例无症状，部分可表现为急性肾炎的症状，极少数为肾病综合征症状。通常临床经过缓慢，部分病例可发展为慢性肾功能不全，尿常规检查可见肾性红细胞尿和（或）蛋白尿。

　　根据IgA肾病常见的临床症状，归属于中医学"尿血""腰痛""水肿""肾风""虚劳"等范畴。

　　IgA肾病的发生多因人体御邪能力薄弱，外感风热之邪，或思虑劳倦过度损伤脾胃，致气血失和、湿热内聚、瘀血阻络、血络损伤而成。病延日久或反复发作，则正气损伤，邪气仍盛。故该病的病理性质属本虚标实。一般发作期多为风热犯肺，或火热炽盛，或湿热瘀阻，终致络伤血溢，以邪实为主；慢性持续阶段多因脾肾气虚，或气血双亏，或阴亏阳伤，或因虚致瘀，以致阴络损伤，血溢于外，故辨证以正虚为主，或虚中夹实，或虚实错杂。

黄春林医案

陈某，女，56岁。因"血尿3年"于2001年11月9日初诊。患者1998年因出现肉眼血尿在某三甲医院行肾穿刺活检术，诊断为"中度系膜增生IgA肾病"。3年来坚持西医治疗，病情反复，每逢感冒即会复发，多次查尿常规提示：隐血（＋＋＋）。双肾B超检查未见异常。平时经常感疲乏、头晕、腰麻时痛，大便结，耳鸣，无盗汗。查体：血压142/94mmHg，体稍胖，甲状腺不大，心率72次/分，律整，双肺无异常。舌暗红、苔黄白浊，脉沉弦。黄春林教授接诊后，中医诊断：尿血；西医诊断：IgA肾病（中度系膜增生）、肾性高血压。

名医小传

黄春林，男，主任医师，教授，主任导师，博士研究生导师。广东省名中医，广东省中医药学会肾病专业委员会副主任委员，广东省中医药学会糖尿病专业委员会委员。擅长治疗心脏病、肾脏病、内科杂病，尤其对冠心病、心律失常、高血压、肾病综合征、糖尿病肾病、慢性肾炎、慢性肾衰等内科杂症的中西医诊治颇有造诣。

【辨证】 脾肾两虚，湿热瘀阻。

【治法】 健脾补肾，清热利湿。

【处方】 黄芪30g，淫羊藿25g，生地黄15g，山茱萸12g，山药18g，茯苓15g，泽泻12g，牡丹皮12g，小蓟25g，石韦20g，白根25g，丹参18g，蒲公英20g，甘草8g。

另予昆明山海棠片、科素亚。

2001年11月14日二诊：精神好转，但诉头痛，余症状基本同前。查体：血压110/76mmHg，舌淡暗，苔黄白微浊，脉沉略弦。复查尿常规：隐血（＋），尿蛋白（±）。黄春林教授认为，原方对证，头痛与清阳不升有关，故在上方基础上加大黄芪用量至60g。

2001年12月17日三诊：症状继续好转，诉咽部不适，查体：咽充血（＋），血压100/68mmHg，舌淡暗，苔黄白微浊，脉沉略弦。复查尿常规：红细胞0～4个/HP。在上方基础上适当加入清利咽喉的岗梅根。

【处方】黄芪60g，淫羊藿25g，山茱萸12g，生地黄15g，山药18g，牡丹皮10g，茯苓15g，泽泻12g，蒲公英25g，丹参18g，金樱子60g，天花粉20g，小蓟25g，岗梅根18g，甘草8g。另以双料喉风散喷喉。

2001年12月29日四诊：因近来感冒，咽部仍有不适，出现耳鸣、大便结的症状。查体：舌淡、苔黄白，脉浮。复查尿常规：隐血（＋＋）。在上方基础上加祛风清热的天麻、石韦。

【处方】淫羊藿25g，黄芪60g，山茱萸15g，生地黄18g，山药18g，牡丹皮15g，茯苓皮60g，丹参18g，天花粉20g，蒲公英20g，岗梅根25g，小蓟25g，天麻15g，石韦20g，甘草8g。

2002年1月26日五诊：外邪已去，病情已趋稳定，舌淡，苔黄白，脉沉。复查尿常规：红细胞0～4个/HP。去利咽的岗梅根，酌加桑螵蛸、覆盆子以补肾固精，患者坚持服药，期间因过春节停药1个月，症状无反复。

2002年3月23日六诊：查尿常规示隐血（＋），白细胞0～3个/HP。加强止血力度。

【处方】黄芪60g，淫羊藿30g，生地黄15g，山药25g，牡丹皮15g，茯苓皮60g，小蓟25g，石韦20g，白根25g，蒲公英20g，土茯苓30g，丹参20g，覆盆子25g，甘草8g。

以后患者坚持服药，自觉无明显症状，2002年5月8日复查尿常规未见异常，2002年9月起多次复查尿常规未见异常，守上方继服。随访至2004年5月24日，病情一直稳定。

◆ 解析

患者以疲乏、头晕、腰麻时痛、大便结、耳鸣为主症，舌暗红、苔黄白浊，脉沉弦。西医检查提示血尿阳性。初诊时，黄春林教授经四诊合参，以六味地黄汤为主方加减，其中黄芪、淫羊藿补益脾肾，白茅根、小蓟、石韦、蒲公英清热利湿止血，丹参活血止血，甘草调和诸药。复诊时，患者上述症状均好转，血尿亦有所减轻，故考虑效不更方，唯加大黄芪用

◆ 读案心悟

量，并根据患者一些临床症状适当加减，例如，加岗梅根清利咽喉，加土茯苓清利湿热，持续治疗。之后患者病情持续好转，坚持服药，终使血尿完全转阴，临床症状逐渐消失。

【引自】王永炎. 中国现代名中医医案精粹. 北京：人民卫生出版社，2010.

龚丽娟医案

徐某，女，45岁。2008年9月24日初诊。主诉：肢肿反复发作10年。病史：近10年来反复发作肢体水肿，半年前发现下肢水肿较甚，休息后不能缓解，难以消退，到江苏省人民医院就诊，查尿蛋白（＋＋＋），于2008年5月19日在省人民医院行肾穿刺活检术，光镜病理示IgA肾病（系膜增生型肾小球肾炎）。于7月14日开始予泼尼松40mg/d；7月31日起加量为50mg/d，尿常规：尿蛋白（＋＋～－），红细胞（＋＋～＋＋＋）；9月23日查血生化：三酰甘油3.29mmol/L，总胆固醇8.51mmol/L，高密度脂蛋白2.12mmol/L，低密度脂蛋白4.83mmol/L，载脂蛋白AL 2.79g/L，载脂蛋白-β 1.49g/L。既往高血压病史15年。症见：疲乏无力，头胀，咽痛不适，纳可，寐安，夜尿1次，大便日行3次，尚成形，舌质红、苔薄黄，脉细。查体：咽部充血。诊断：IgA肾病（系膜增生型）。

现口服：泼尼松50mg/d；雷公藤多苷片20mg，3次/日；金水宝4片，3次/日；氯沙坦（科素）50mg，3次/日；联苯双酯等药物。

【辨证】脾肺肾气虚，湿热结咽。

【治法】清咽益气渗利。

【处方】玄参10g，射干10g，麦冬15g，金银花10g，黄芩10g，制僵蚕10g，蝉蜕10g，石韦20g，猫爪草10g，地龙10g，丹参15g，槐花10g，太子参20g，生黄芪30g，生薏苡仁20g，茯苓皮40g，白茅根30g，仙鹤草30g，大蓟、小蓟各20g，荠菜花20g，车前草20g，生甘草6g。

2008年10月22日二诊：头部不适，夜寐欠安，不易入睡，纳尚可，口津较多，动则心慌，汗出，夜尿1次，大便日行2次、不成形，下肢微水肿，舌质红，舌边有齿痕、苔黄，脉略弦。查体：咽部充血。今尿常规：红细胞（＋），尿蛋白（＋），红细胞33.2/μl，白细胞38.3/μl。现服用泼尼松35mg，1次/日；雷公藤多苷片10mg，2次/日。上方去丹参、生甘草，加荷叶15g，丹参15g，糯根须30g。

2008年11月12日三诊：汗多好转，受凉或劳累后咽部不适，夜寐差，仍感口腔津液略多，偶感心慌，夜尿1～2次，大便日行1次，舌质红，舌边有齿痕、苔薄黄、脉细略数。复查尿常规：红细胞（＋），红细胞41.3/μl，白细胞30.8/μl。现服泼尼松25mg，1次/日。

【处方】太子参20g，生黄芪20g，生薏苡仁30g，茯苓30g，丹参20g，川芎10g，炙远志10g，麦冬15g，五味子6g，玄参10g，射干10g，金银花10g，牛蒡子10g，制僵蚕10g，蝉蜕6g，白茅根30g，生甘草5g。

2008年11月26日四诊：查血生化示肝肾功能正常。大便日行1次，不成形，口津多，动则汗出，睡眠不安，纳可，仍有心慌，夜尿1～2次，耳鸣夜间明显，有白带。脉细，舌质淡，舌边有齿印、苔黄。上方去金银花、射干，生黄芪改30g，加全瓜蒌15g，薤白头10g，灵磁石30g，荠菜花20g，椿根皮20g，蜀羊泉15g。

2008年12月17日五诊：尿常规示蛋白（＋＋），红细胞93/μl，白细胞121/μl。咽痛无咳嗽，大便日行1次，不成形，睡眠差，汗出多，心慌，夜尿仍旧，膝关节乏力，有白带，舌质红、苔黄，脉细数。清咽益气渗利法进治。

【处方】玄参10g，麦冬15g，桔梗6g，射干10g，黄芩10g，金银花10g，制僵蚕10g，蝉蜕10g，太子参20g，生黄芪30g，生薏苡仁20g，茯苓皮40g，猪苓30g，石韦20g，猫爪草10g，地龙10g，车前子（包煎）20g，白茅根30g，仙鹤草30g，蒲公英20g，紫花地丁20g，椿根皮20g，蜀羊泉15g。

2009年1月14日六诊：尿常规示蛋白（±），红细胞59.4/μl，白细胞31.7/μl。血生化示肝肾功能正常。耳鸣明显，大便日行1次、质稀，纳一般，睡眠欠安，咽痛、多汗及心慌均有减轻，夜尿3次。脉细，舌边齿痕、苔薄黄。

【处方】金银花10g，连翘10g，板蓝根10g，贯众10g，牛蒡子10g，玄参10g，射干10g，黄芩10g，制僵蚕10g，蝉蜕10g，白茅根30g，仙鹤草30g，荠菜花20g，槐花15g，茜草20g，白花蛇舌草20g，车前子（包煎）20g，水牛角片

（包煎）15g，生甘草5g。

◆ 解析 ⁓ ⁓ ⁓

◆读案心悟

在脾肾气虚的基础上，常易外感风邪，又可变生出水、湿、浊、瘀等种种病理产物，成为肾炎发作的诱因或使病情加重、恶化。湿热是慢性肾炎病变发展过程中的一个重要病理环节。脾肾气虚，气不布津，湿邪内滞。水湿内蕴，久郁化热，湿热交蒸、蕴结不解。湿性重浊黏滞，热性炎热燔灼，湿与热交结，往往迁延日久，缠绵难愈。故湿热之邪常贯穿肾炎病程的始终。湿热壅结上焦，肺失宣肃，咽喉不利，可见乳蛾肿大，咽痛咽红。选用金银花、连翘、炒黄芩、板蓝根、贯众等清热解毒，常合玄参、桔梗、射干等清利咽喉。

【引自】盛梅笑. 龚丽娟治疗肾病临证实录. 北京：人民卫生出版社，2014.

李少春医案

郑某，男，11岁。1999年7月13日初诊。患儿1年前检查尿常规：红细胞（＋＋＋），蛋白（＋），诊断为急性肾炎。治疗3个月，病情无明显好转，转省某医院住院，经肾活检证实为IgA肾病（局灶节段增生型）。住院治疗20天，病情改善，尿红细胞（＋），出院后症状如故，伴头晕、腰酸。望诊：面色苍白，舌淡红、苔薄白。切诊：脉细，手心热。实验室检查：尿常规，红细胞（＋＋＋）；肝、肾功能无异常。

【辨证】尿血日久，阴血亏虚，瘀血内阻。

【治法】活血止血，滋补肝肾。

【处方】滋肾活血汤：三七末（冲服）5g，当归尾、生蒲黄各6g，丹参10g，牡丹皮、山茱萸各10g，生地黄、女贞子、墨旱莲各15g。

每日1剂，加水浸30分钟，文火煎30分钟取汁。第2煎加水后再煎30分钟，2次煎汁兑匀，分早、中、晚3次服，每日1剂。并服金水宝胶囊，每次2粒，每日3次。

治疗4周后，复查尿常规：红细胞（＋）。继续治疗3个月，诸症皆除。坚持服药半年，随访2年未复发。

◆ 解析

患者长期尿血使阴血亏虚，血行不畅，又加剧了瘀血内停，治宜活血化瘀以止血，佐以滋补肝肾。滋肾活血汤中三七散瘀消肿，活血止血；丹参、当归尾活血养血；生蒲黄活血止血；牡丹皮凉血止血；生地黄、山茱萸、女贞子、墨旱莲有滋补肝肾、养血生血之功效。而活血化瘀药能改善肾小球局部微循环，使病灶局部血流畅通，有利于渗出吸收，促进病灶修复。金水宝胶囊与滋阴养血药配合，能激发肾气，改善机体免疫状态，促进免疫复合物的清除，从而达到缓解IgA肾病的目的。

【引自】李少春.滋肾活血汤治疗肾病临床经验.新中医，2003，1：74.

◆ 读案心悟

洪 钦 国 医 案

叶某，女，52岁。2000年4月3日入院。患者因间歇性肉眼血尿，持续性镜下血尿12年，经肾活检病理免疫荧光确诊为IgA肾病。症见：尿血日久，面色无华，倦怠乏力，气短声低，劳累后血尿加重，舌淡、苔白，脉弱。无尿频、尿急、尿痛。尿常规检查：红细胞（＋＋＋＋）。中医诊断：尿血；西医诊断：IgA肾病。

【辨证】气虚不摄。

【治法】补气摄血。

【处方】补中益气汤加减：黄芪20g，白术10g，陈皮、升麻、柴胡、蒲黄（炒）、炙甘草各6g，阿胶（烊化）15g，荠菜30g。

另，雷公藤多苷，每次20mg，每日3次。每日1剂，水煎2次分服。

坚持服药6个月，症状明显改善。复查尿常规：红细胞2～4个/HP。改服补中益气丸，每次6g，每日2次。随访3年余均未发现肉眼血尿，反复查尿常规红细胞2～8个/HP。

名医小传

洪钦国，广东潮州人。1965年毕业于广州中医学院，现为广州医药大学第一附属医院教授、博士生导师，广东省肾病学会副主任委员。他长期从事医疗、教学和科研工作，对中西医结合治疗肾病颇有研究和心得，学术上主张攻邪以扶正治疗慢性肾衰竭等取得较好疗效。

第五章 IgA肾病

◆ 解析

脾主统血，气的充沛才能行固摄之责而统摄血行，脾气健运，气血充沛，则血行正常，故脾虚而气不摄血，可引起尿血，正如《黄帝内经》所云："中气不足，溲为之变。"临床所见，久病体虚的出血常责之于脾不统血。如明代张介宾《景岳全书》指出"脾统血，脾气虚则不能收摄"。本例患者久病脾气虚损，不能摄血而致血尿，故以补中益气汤健脾益气摄血为主，配蒲黄、阿胶养血止血，用于治疗血尿有良效。

◆ 读案心悟

【引自】洪钦国. 运用补中益气汤治疗胃病临床学习探究. 新中医，2003；35（12）：3-5.

陈以平医案

秦某，女，45岁。1998年10月7日初诊。患者主诉反复蛋白尿、血尿4月余。现病史：4个月前因发热、鼻塞流涕、咽痛而自服乙酰氨基酚片（百服宁），药后症略减，但自觉腰膝酸痛明显，尿见泡沫且颜色较深，故去附近医院诊治。尿常规：蛋白（＋＋＋＋），红细胞（＋），即收治入院。肾活检穿刺明确诊断为IgA肾病。遂予泼尼松及肾炎康复片，中药煎剂服用，但疗效不甚明显。近1个月来出现咽干，腰酸膝软，全身乏力，午后潮热，心烦易躁，时见眼睑水肿，胃纳一般，仍有泡沫尿及持续镜下血尿，大便干结难行，夜寐欠安。外院查24小时尿蛋白定量1.1g，血压正常，舌尖红、苔薄体胖边见齿印，脉细数。即刻查尿常规：蛋白（＋＋），红细胞4～6个/HP，白细胞3～5个/HP。

【辨证】脾肾两虚，阴精亏虚。

【治法】健脾益胃，滋阴清热，祛瘀止血。

【处方】生地黄12g，金银花、苍术、白术、茯苓各15g，枸杞子20g，女贞子15g，墨旱莲15g，龙葵30g，知母、黄檗各9g，薏苡仁、薏苡仁根各30g，何首乌12g，生蒲黄（包煎）15g，三七、槐花、酸枣仁各30g。

14剂。每日1剂，水煎服，日服2次。同时应用泼尼松（原书无剂量），并口服金水宝（3片/次，每日3次）。

2周后二诊：查尿常规蛋白（＋），红细胞2～4个/HP，白细胞阴性，患者自觉口苦，予上药方加龙胆6g。

2个月期间，中药方随证加减服用，泼尼松逐渐减量，病情趋于稳定。

1999年1月5日三诊：查尿常规示红细胞0～2个/HP。测24小时尿蛋白定量0.75g。仅觉腰酸不适，余无特殊。前方加川续断、狗脊各15g，继续煎服。泼尼松片已从6片减为3片。

1999年2月四诊：查尿检提示正常。继服中药，重在补益脾肾、清热活血，提高机体免疫力，同时泼尼松继续减量。以维持剂量服用，随访半年，未见复发。

◆ 解析 ～～～～～

◆ 读案心悟

　　脾肾两虚，阴精亏虚，阴虚则阳亢，虚火灼伤脉络，致血渗膀胱则见持续血尿；肾虚精亏，腰府失充则腰酸不适，阴虚内热则见午后潮热，心烦易躁；大便干结，夜寐不安，脉细数均为心火亢盛之象。治以健脾益肾，滋阴清热，祛瘀止血，并合用泼尼松，中西药结合；症状消失后只用中药善后，切忌停药过早。

　　【引自】陈以平.健脾益肾法治疗肾病中的应用.辽宁中医杂志，2001：28（4）204-205.

李少川医案 ①

　　李某，男，5岁。1993年11月12日初诊。患儿持续性血尿半年余。患儿于1993年5月10日因急性扁桃体炎而发热、咽痛，1周后出现肉眼血尿，无高血压，无水肿，无尿急、尿频、尿痛。尿常规：红细胞（＋＋＋），尿蛋白（＋）。血清IgA曾高。某市级医院诊为IgA肾病收入院，予抗生素及双密达莫（潘生丁）、卡巴克洛（安络血）、维生素等治疗1个月，尿常规检查仍为持续性镜下血尿，红细胞（＋～＋＋）。现症：纳差，面色少华，咽喉不利，情绪急躁，大便偏干，舌淡、苔薄白，脉细数。

　　【辨证】脾虚气滞，瘀血内阻伤络。

　　【治法】疏肝和脾，柔养和营。

　　【处方】当归6g，赤芍、白芍各9g，炒山栀子6g，牡丹皮9g，柴胡6g，清半夏6g，薄荷6g，甘草6g，知母6g，黄檗6g，熟大黄3g。

经上方加减调治2个月，血尿逐渐消失，尿常规检查持续阴性，体力增强如常儿。

◆ 解析

病程迁延日久，血尿不断，兼神疲乏力，面色无华，舌质淡，脉细。"新病在气，久病在血。"此多因病久脾气渐虚，波及血分，血运不畅，瘀血内阻伤络，故致血尿。此阶段用药若单纯补虚或一味化瘀，每多罔效。治以疏肝和脾、柔养和营法，用加味逍遥散化裁，效果较佳。

【引自】李少川.疏肝和胃法治疗肾病经验.吉林中医药，1994，4：25.

◆ 读案心悟

李 少 川 医 案 ②

王某，女，8岁。1993年5月4日初诊。患儿持续性镜下血尿3年余。患儿于1990年2月患风寒感冒，发热、咳嗽，遂见肉眼血尿，某医院住院治疗。经肾活检确诊为IgA肾病，并用抗生素、激素、雷公藤等治疗，病情无明显好转。尿检示红细胞数（＋～＋＋），尿蛋白（±～＋）。经常感冒，易疲劳，面色㿠白无华，纳差，大便不实，舌质淡有齿痕，脉细。

【辨证】脾虚气弱，摄血无权。

【治法】疏解清化，调和脾胃。

【处方】陈皮6g，藿香9g，厚朴6g，半夏6g，神曲6g，白扁豆9g，柴胡10g，前胡6g，桔梗6g，枳壳6g，羌活3g，独活3g，川芎5g，赤芍6g，葛根5g，升麻3g。

治疗3个月，尿检：尿蛋白（－）、红细胞（－）。继以该方化裁调治2个月，患儿体健如初。每周检查尿常规均示阴性，于1993年11月停药，追踪至今，病无复发。

◆ 解析

素体虚弱，镜下血尿缠绵不已，伴神疲乏力，面色无华，形体消瘦，纳差或腹胀，自汗易感，每因感冒或劳累后镜下血尿即加重或反复，舌有齿痕、苔薄白，脉细弱。此乃久病致虚，脾虚气弱，摄血无权所致。因此，健运脾胃之升降，充其后天。然根据小儿生理特点，用药切忌一派苦香温燥之品，以防壅呆助火动血之弊。脾虚宜健不宜补，采用疏解清化，调和脾胃法以天葆采稚汤化裁治疗，旨在顺其升降之性，复其健运摄血之功。

【引自】李少川. 应用调和脾胃法治疗肾病临床观察. 吉林中医药，1994，4：15.

◆ 读案心悟

刘弼臣医案

宋某，女，9岁。1996年3月1日初诊。患儿于半年前感冒后出现血尿，经肾穿刺后诊断为IgA肾病，每遇感冒或劳累则血尿发作。现症：咳嗽，低热，鼻塞流涕，易汗出，小便色赤如浓茶，大便尚调，扁桃腺肿大，咽部充血，舌红、苔薄黄，脉滑数。体温37.2℃，血IgA3.8mmol/L。尿化验：蛋白（＋＋＋），镜下红细胞满视野；尿爱迪计数：红细胞123万/12小时，白细胞355万/12小时。

【辨证】外感风热邪毒，湿热迫血妄行。

【治法】清热利湿，凉血止血，佐以宣肺通窍，解毒利咽。

【处方】鱼腥草汤加减：辛夷10g，苍耳子10g，玄参10g，板蓝根10g，山豆根6g，鱼腥草15g，益母草15g，车前草15g，倒扣草30g，白茅根30g，半枝莲15g，灯心草1g，三七粉（分冲）3g。15剂，水煎服，每日1剂。

二诊：服药后表证已解，肺窍已通，小便色黄略赤，舌质红、苔黄略腻，脉滑数。治疗以清热利湿，凉血止血为法。

【处方】鱼腥草15g，益母草15g，车前草15g，倒扣草30g，白茅根30g，半枝莲15g，灯心草1g，三七粉（分冲）3g，大蓟、小蓟各10g，玄参10g，板蓝根10g。15剂，水煎服，每日1剂。

三诊：服药后，小便外观已近正常，上方药继服15剂。唯近日感腰痛，乃因肺、脾、肾三脏关系密切，外感风热邪毒，初侵袭肺，日久必损脾肾，脾肾虚损又易招致外感，病情反复。治宜健脾益肾，方选六味地黄汤化裁。15剂后，腰痛明显减轻，复查尿已正常。以知柏地黄丸善后，巩固疗效，随访半年未复发。

◆ 解析

IgA肾病属于中医学"尿血"的范畴，刘老认为，其是因湿热蕴结膀胱，热伤血络所致，故治疗宜清热解毒、凉血止血为法。但在治疗中间，病情常有不同的情况，选方用药常在经验方的基础上进行随证而治，故而能取得良好的疗效。值得注意的是，IgA肾病病程较长，守方用药，循序渐进，也是能取效的关键环节。

【引自】于作洋. 中国百年百名中医临床家丛书刘弼臣. 北京：中国中医药出版社，2001.

◆ 读案心悟

赵绍琴医案

张某，男，30岁。1994年2月4日来诊。患者自1993年患急性肾炎，经住院治疗2个月痊愈出院。出院后2周发现尿赤、腰痛，又去医院检查。尿检：蛋白（＋＋），隐血（＋＋＋），红细胞10～15个/HP。住院治疗1个月余，效果不明显，经肾穿刺确诊为IgA肾病（系膜增殖型）。以后尿常规化验时好时坏，有时出现肉眼血尿，曾多次住院治疗，均未彻底治愈。由朋友介绍求治于赵老。现症：见心烦梦多，腰痛，尿赤，舌红、苔白，脉弦滑且数。尿检：尿蛋白（＋＋），隐血（＋＋），红细胞5～7个/HP。

【辨证】肝经郁热，络脉瘀阻。

【治法】清泻肝经郁热，凉血通络止血。

【处方】柴胡6g，黄芩6g，川楝子6g，荆芥炭10g，防风6g，生地榆10g，丹参10g，炒槐花10g，茜草10g，芦根10g，小蓟10g，大黄1g。7剂，水煎服，每日1剂。

二诊：服药后，睡眠转安，尿赤见轻，尿蛋白（±），尿隐血（＋），尿镜检红细胞消失。按上方继续服用，水煎服，每日1剂。

三诊：又服前方7剂，尿蛋白转阴，唯腰痛，尿隐血（±）。改为活血通络，凉血育阴方法。

【处方】荆芥炭10g，防风6g，赤芍10g，丹参10g，茜草10g，生地榆10g，丝瓜络10g，桑枝10g，墨旱莲10g，女贞子10g，小蓟10g，藕节10g，芦根20g，大黄1g。

水煎服，每日1剂。服药20剂，腰痛消失，尿化验未见异常，无其他不适。又观察治疗3个月，未再反复，病告获愈。

◆ 解析 〰〰〰

此病案症见心烦梦多、尿赤、舌红、脉弦滑且数等，全是肝胆郁热深入

◆ 读案心悟

血分之象。因此取柴胡、黄芩、川楝子等清泻肝胆郁热；生地榆、炒槐花、丹参、茜草凉血活血清热；芦根、小蓟凉血止血；荆芥炭、防风既能疏调气机，又能止血；大黄凉血活血，推陈致新。初诊7剂，症状即显著见轻。又服7剂，尿蛋白转阴，唯见腰痛，尿隐血未全消。改用凉血育阴方法，仅服药20剂，诸症皆去，化验检查亦未见异常。又以此方加减服药3个月以巩固疗效，未再反复。病程达5年的IgA肾病，共治疗4个月而痊愈。在治疗过程中，患者积极配合赵老的治疗方案，采用中药配合锻炼、限蛋白饮食等，疗效比较满意。

【引自】彭建中.赵绍琴临证验案精选.北京：学苑出版社，1996.

何炎燊医案 ①

冯某，男，6岁。1993年春突然血尿如注，于九龙某医院检查（包括肾组织活检）确诊为IgA肾病。医谓无特效疗法，今后可能发展为肾功能衰竭云云。此后遍服凉血止血、活血补血中药，病情日重，致纳呆、神倦、尿少、面目微肿。6月5日来求何老诊治。尿检：红细胞106个/HP，蛋白（＋＋），白细胞少量。诊其脉浮数（96次/分）而不沉涩，舌红无瘀斑、苔薄黄，虽见血尿而病不在血分，即用益气、通津、泄热之剂。

【辨证】阴阳失衡。

【治法】正本求源，清热利湿。

【处方】枇杷叶10g，北杏仁10g，栀子皮10g，黄芩10g，茯苓皮15g，茅根30g，滑石20g，薏苡仁20g，冬瓜皮20g，车前子（包煎）10g，玉米须

10g，陈皮5g。

此方服7剂，胃纳、精神转好，小便虽赤而通畅量多（红细胞＋＋＋，蛋白少量），效不更方，嘱其再服半个月。

1993年7月中旬二诊：舌苔退薄过半，脉数亦减（88次/分）。尿检：红细胞46个/HP。此时内热已戢，前方去栀子、黄芩，加北沙参15g，麦冬10g，嘱其间日1剂。

1993年11月初三诊：云上方每周服二三剂，水肿全消，脉亦不数（80次/分），尿检红细胞5～10个/HP。前方再加太子参15g，怀山药15g。

1994年秋，小孩健康胜昔，已入学读书。尿检：红细胞0～2个/HP，若活动过多，可见3～5个/HP，乃定一丸方如下。

【处方】龟甲200g，生地黄、熟地黄、天冬、麦冬、玄参、白茅根各150g，知母、黄檗、牡丹皮、泽泻、女贞子、墨旱莲、石斛各100g。水煎2次，去渣，文火熬稠，再入下药：西洋参、北沙参、怀山药、茯苓、薏苡仁、六一散各200g，山茱萸、芡实、车前子各120g，共为细末，与药液和匀，捣成软糕状，为小丸，或制成药片。每服6g，早、晚各1服。

此方汇集人参固本丸、六味地黄丸、大补阴丸、二至丸等滋阴补肾之剂，再加清凉淡渗之药而成，有滋而不腻、补而不燥、清而不寒之妙，病孩常服，以巩固疗效。

1994年春，病孩随家人定居美国，小便持续阴性，再经当地医院全面检查，谓病已痊愈。远期疗效，尚待追踪。

◆ 解析

IgA肾病，昔日少见，现已成为常见病之一。以前谓本病预后良好，亦被学者长期观察结果所否定，有部分患者可发展成慢性肾衰竭。

本例以血尿、脉数为主，《易经》有"龙战于野，其血玄黄"之论，故其根本乃雷龙火盛，迫血妄行使然。大法以

◆ 读案心悟

滋阴降火为主，然初诊之际，又出现类似肾炎之水肿及蛋白尿［IgA尿蛋白不超过（＋），水肿亦少见］，可能乃过用凉血补血药、助火滋湿所致，故用枇杷叶煎即效，而最后之丸方，乃正本清源正治之法，常服不辍，庶可获得远期疗效也。

【引自】马凤彬.中国百年百名中医临床家丛书·何炎燊.北京：中国中医药出版社，2001.

何炎燊医案②

冯某，男，6岁。1993年6月5日初诊。患儿春天突然血尿如注，曾肾穿确诊为IgA肾病，此后遍施凉血止血、活血补血中药，病情日重。现症见纳呆，神倦，尿少，面目微肿，舌红无瘀斑、苔薄黄，脉浮数而不沉涩。尿检：蛋白（＋＋），红细胞（＋＋＋＋），白细胞少许。

【辨证】虚火内炽。

【治法】益气，通津，泄热。

【处方】枇杷叶10g，杏仁10g，栀子10g，黄芩10g，茯苓皮15g，白茅根30g，滑石20g，薏苡仁20g，冬瓜皮20g，车前子（包煎）10g，玉米须10g，陈皮5g。水煎服，每日1剂。

二诊：服方7剂，胃纳、精神好转，小便虽赤而通畅量多。尿化验：红细胞（＋＋＋），蛋白少许。效不更方，再服14剂。

1993年7月中旬三诊：舌苔退薄过半，脉数亦减。尿检：红细胞46个/HP。此时内热已减，前方去栀子、黄芩，加北沙参15g，麦冬10g。嘱其间日1剂。

1993年11月初四诊：上方每周服2～3剂，水肿全消，脉亦不数。尿检：红细胞5～10个/HP。前方再加太子参15g，怀山药15g。仍然间日服1剂。

1994年五诊：已健康入学读书。尿检：红细胞0～2个/HP。药用丸方巩固治疗。

【处方】龟甲200g，生地黄、熟地黄、天冬、麦冬、玄参、白茅根各

150g，知母、黄檗、牡丹皮、泽泻、女贞子、墨旱莲、石斛各100g。水煎2次，去渣，文火熬稠，再入下药。

【处方】西洋参、北沙参、怀山药、茯苓、薏苡仁、六一散各200g，山茱萸、芡实、车前子（包煎）各120g。共为细末，与药液和匀，捣成软糕状，制成药片丸，每服6g，早、晚各服1次。

随访：1995年春，在美国化验尿阴性，现经当地医院全面检查治疗，谓病已痊愈。

◆ 解析

本例以血尿、脉数为主。《易经》有"龙战于野，其血玄黄"之论，故其根本乃龙雷火盛，迫血妄行使然。大法以滋阴降火为主。然初诊之际，又出现类似肾炎之水肿及蛋白尿，可能乃过用凉血补血药，助火资湿所致，故用枇杷叶煎（经验方）即效。而最后之丸方，乃正本清源正治之法，常服不辍，庶可获得远期疗效也。

【引自】马凤彬. 中国百年百名中医临床家丛书·何炎燊. 北京：中国中医药出版社，2001.

◆ 读案心悟

时 振 声 医 案

董某，女，32岁。1995年9月17日初诊。2个月前患者感冒发热咽痛后出现肉眼血尿，在某医院治疗后肉眼血尿消失，但镜下血尿持续不愈。遂来门诊求治于时老。某医院肾活检提示：轻度系膜增生性IgA肾病。临床诊断为隐匿性肾小球肾炎（血尿型）。现症：腰酸腿软，全身乏力，经常感冒，咽干咽痛，口干喜饮，手心热。月经后期，经行欠时振声，江苏省镇江市人，曾任中国中医研究院研究生部副主任、中国中医研究院西苑医院主任医师、中医内科博士研究生导师、中国中医药学会内科肾病专业委员会副主任委员，张仲景国医大学名誉教授，享受国务院政府特殊津贴。他从医40余年，著述颇丰，先后发表学术论文200余篇，主审《中医肾脏病学》等专科著作。

畅，有瘀块。大便干，2～3日1行，小便黄，时有尿灼热感。舌暗红、苔薄黄根稍腻，脉弦细。尿检：隐血（＋＋＋），白细胞0～3个/HP，红细胞15～20个/HP。

【辨证】气阴不足，阴虚内热，血热妄行。

【治法】益气滋肾清利，佐以化瘀止血。

【处方】益气滋肾化瘀清利汤加味：太子参15g，女贞子10g，墨旱莲10g，生侧柏30g，马鞭草30g，益母草30g，白茅根20g，忍冬藤30g，大蓟、小蓟各30g。水煎服，每日1剂。

二诊：服上方药2周后，尿检：隐血（－），红细胞3～5/HP。原方继续服4周后，尿检未见异常。又原方去大、小蓟，继服2个月以善后。随访至今未复发。

◆ 解析

本例患者因外感风热出现肉眼血尿时未能有效治疗，以致病情迁延日久，气阴内耗，阴虚内热，血热妄行。故时老立益气滋肾、清利化瘀止血之法，收效甚捷。时老强调，凡血尿患者不宜见血止血，用大量炭类药物固涩，即使用之亦无效，反而留瘀为患，导致病程迁延。凡出血则必有瘀滞，故于滋肾中佐以凉血活血，其效必著。实乃经验之谈。

◆ 读案心悟

【引自】时振声. 时氏中医肾脏病学. 北京：中国医药科技出版社，1996.

杜雨茂医案 ①

韩某，男，52岁。1993年6月14日初诊。患者6年前曾患慢性肾炎，经治时好时坏，时轻时重。6个月前，诸症加剧，即入某医科大学附属医院住院治疗，经肾穿刺活检确诊为IgA肾病，经应用西药治疗2个月，无明显疗效，后求治于杜老。现症见全身水肿，以双下肢为重，压陷（＋＋＋），身困乏力，口干，腰酸痛，小便时有热感，大便稍干，舌质淡红而暗，苔薄白，脉沉细数。尿检验：蛋白（＋＋）。

【辨证】 少阴阴亏，太阴脾虚，湿热留滞，脉络瘀阻。

【治法】 滋阴益肾，健脾益气，化瘀除湿，佐以清热。

【处方】 生地黄12g，山茱萸10g，猪苓15g，土茯苓15g，泽泻12g，牡丹皮9g，当归12g，党参15g，黄芪30g，益母草40g，石韦15g，川续断12g，丹参15g。水煎服，每日1剂。

1993年7月12日二诊：服上方20余剂，药后诸症均有改善。现双下肢仍有水肿，小便色黄量可，仍觉困乏无力，舌淡红尖略紫，苔薄白，脉沉细微数。尿检验：蛋白（＋＋）。治仍宗前法，上方去土茯苓、川续断，黄芪加至40g，加白术10g，赤芍10g，萹蓄30g，加强健脾活血利湿之功效。水煎服，每日1剂。

1993年7月30日三诊：服上方14剂后，下肢水肿继减，精神好转，舌质淡，苔薄白，脉沉细。尿检验：蛋白（＋）。观是证至此，当以太阴脾虚为突出病机，故治当改为健脾除湿，活血清热。

【处方】 党参15g，黄芪45g，白术12g，山药12g，芡实15g，薏苡仁20g，白扁豆15g，茯苓15g，丹参20g，益母草40g，萹蓄30g，石韦15g。水煎服，每日1剂。

1993年11月18日四诊：患者自家中来信称，回家后服上方，病情逐步好转，水肿已消，目前已无明显不适，唯尿检验仍时有波动，尿蛋白（±），有时偶有红细胞少许。患者十分高兴，为6年来最好之期。为巩固治疗，函信上方去白扁豆、萹蓄，加金樱子12g，白茅根20g。水煎服，每周5剂，3个月后改为每周2剂，继服半年。

◆ 解析 ～～～～～

本案初以少阴热化为主，在治疗过程中，随着疗效的取得，太阴脾虚转为病机之关键，故及时调整，并以此收功。临证各证型之间每每相互转化，对于慢性肾炎，在后期常见太阴脾虚，故此补脾益气之法是治疗过程中防止复发的重要措施，每每以此收功，即使部分患者症状体征不明显，亦应以培补后天作为收功之法。

【引自】杜雨茂. 杜雨茂肾病临床经验集粹. 北京：中国中医药出版社，2012.

◆ 读案心悟

杜雨茂医案 2

王某，女，32岁。2000年8月19日初诊。患者3年前发现血尿及蛋白尿阳性，1998年10月经肾活检确诊为IgA肾病，经用激素、雷公藤、免疫抑制剂及对症治疗，开始有效，继而效差，现激素与雷公藤已服用近2年，除尿蛋白减轻外，其他症无显著变化。现症见腰酸困痛，久坐更甚，身困乏力，面肢水肿，头晕，口干，盗汗，夜寐不实，手足心热，小便不利，色黄赤，大便如常，舌淡红，苔白，脉弦细。尿检验：隐血（＋＋＋），蛋白（＋），24小时尿蛋白定量0.65g。

【辨证】脾肾气阴两虚。

【治法】补气养阴，化瘀宁络，佐以利湿清热。

【处方】党参15g，黄芪40g，白术12g，茯苓15g，生地黄15g，墨旱莲12g，牛膝15g，益母草25g，丹参18g，三七4g，蒲黄10g，大蓟、小蓟各15g，牡丹皮12g，鱼腥草25g，石韦15g。

水煎服，每日1剂。同时服用芪鹿益肾片，并停用泼尼松。

二诊：除有时腰酸困外，余症均消失，尿化验阴性，24小时尿蛋白定量0.15g。乃宗前法，减去清热利湿之品，增强健脾益肾之力，连续服用以兹巩固。

三诊：截至2003年3月随访，一切正常。

◆ 解析

IgA肾病病程缠绵，经久难愈，且以血尿为主，重症多同时出现蛋白尿。杜老认为其总的病机是正虚邪留。由于正不能克邪制胜，形成正邪双方的相持局面，邪遏血瘀，血液难循故道而妄溢，气虚失于固摄，精微失于内守而下泄，故血尿及蛋白尿持续难愈。因此，杜老临床提出"益气养阴，化瘀宁络"应为IgA肾病之首要治法。本案患者，气阴两虚、湿热内蕴显著，治用益气养阴、清热利湿之法，且守方用药，功到自成也。

【引自】杜雨茂. 杜雨茂肾病临床经验集粹. 北京：中国中医药出版社，2012.

◆ 读案心悟

聂莉芳医案

辛某，男，34岁。1998年9月18日初诊。因反复发作血尿2年，无尿频、尿急、尿痛、腰痛等症，未引起重视，此后经常发作，遂多处求医，服用中药汤剂和成药效果不理想。在北京某医院进行肾活检，确诊为IgA肾病。现症见镜下血尿，腰膝酸软，易感冒，身软乏力，怕冷，无咽痛，大便少而干，舌红，苔薄，脉细数。尿检验：红细胞（＋＋），蛋白（＋）。

【辨证】气阴两虚。

【治法】益气养阴，清热止血。

【处方】益气滋肾汤（经验方）加减：太子参15g，生地黄15g，杜仲15g，车前子（包煎）15g，川牛膝15g，怀牛膝15g，生黄芪20g，芡实20g，墨旱莲12g，当归10g，白芍10g，炒栀子10g，黄芩10g，小蓟30g，金银花30g，丹参6g，冬虫夏草粉（分冲）1g，三七粉（分冲）3g。水煎服，每日1剂。

二诊：服上方药后，尿色清，前述症状减轻。检验尿：红细胞（＋）。效不更方，继续服用60余剂，诸症消失，复查尿阴性。继续以六味地黄丸及玉屏风散调理，随访2年未见复发。

◆ 解析

◆ 读案心悟

聂老研究认为，IgA肾病病至慢性迁延期，以正虚为主，主要是脾肾气阴两虚，脾虚不能统摄血液，肾虚封藏失职，以致血不循常道而从小便排出。故此，治疗多从益气养阴着手，研究应用经验方益气滋肾汤，同时注意应用活血化瘀及和血止血之品，临床收效较为显著。

【引自】王永炎.中国现代名中医医案精粹.北京：人民卫生出版社，2010.

第六章　急性肾衰竭

　　急性肾衰竭是由各种原因引起的肾功能在短时间内（几小时至几周）突然下降而出现的氮质废物滞留和尿量减少综合征。肾功能下降可发生在原来无肾病的患者，也可以发生在原有的慢性肾病基础之上。其临床表现主要与水钠潴留、血容量超负荷、高血钾及酸中毒有关。目前，关于急性肾功能衰竭的治疗，主要是积极寻找病因，及时纠正可逆的病因。同时加强营养支持，维持电解质、酸碱平衡，预防感染、心力衰竭等并发症，等待肾损伤细胞的修复和再生。

　　中医认为，急性肾功能衰竭属于"癃闭""关格""水肿"等范畴。其发病机制无非三大类：①为感受六淫邪毒；②为伤于饮食情志；③为意外伤害、失血失液、中毒虫咬等，导致火热、瘀毒、湿浊阻遏三焦，三焦决渎失司，气机运化失常，水液内停则见水肿，胃气上逆则见恶心呕吐，失血失液者又因津液耗伤而见癃闭。本病起病急骤，初以邪热浊毒为主，病至后期，耗伤气阴，则以脏腑虚损为要。

黄春林医案

柯某，女，62岁。2010年3月6日因"腹泻、呕吐半个月余，发现肌酐升高3天"初次来诊。患者于半个月前饮酒后开始出现腹泻，每日2～5次，大便稀烂，无黏液脓血，胃纳减少，时有恶心呕吐、腹胀感，自服银翘解毒丸，并在当地诊所就诊，给予口服及静脉用药（具体不详），症状缓解不明显，逐渐出现全身乏力，肌肉酸痛，截至2010年3月2日患者精神明显转差，且尿量减少至每日不足500mL，遂于我院急诊留观。2010年3月3日我院留观检查血生化：钠108mmol/L，钾6.33mmol/L，氯73.3mmol/L，二氧化碳总量7.1mmol/L，血糖2.66mmol/L，尿素氮71.12mmol/L，血肌酐744μmol/L。立即给予紧急透析治疗，透析后复查血生化提示：尿素氮22.2mmol/L，血肌酐261μmol/L。2010年3月4日复查：尿素氮28.9mmol/L，血肌酐413μmol/L。腹部B超示：肝稍大，未见明显占位病变；餐后胆囊壁增厚；双肾体积增大；腹腔少量积液；胰、脾未见异常。2010年3月5日再次复查血生化：钠122mmol/L，氯90.5mmol/L，二氧化碳总量18.7mmol/L，尿素氮33.38mmol/L，血肌酐373μmol/L。

来诊时患者神清，精神疲倦，全身乏力，肌肉酸痛，头晕，暂无呕吐，前一天解大便2次，质烂，无黏液脓血，腹稍胀痛，无恶寒发热，语声低微，双眼眼睑水肿，双下肢轻度水肿，口干，纳差，眠一般，留置尿管固定在位，引流管通畅，引出尿液色黄浊，量少。舌暗红，苔黄干，脉细。黄春林教授接诊后，西医诊断为急性肾衰竭；中医诊断为水肿。

【辨证】湿热内蕴。

【治法】清热化湿，和胃利胆。

【处方】黄连温胆汤加减：炒黄连10g，茯苓20g，法半夏10g，枳实10g，竹茹15g，陈皮10g，生姜5g，大枣10g，石斛15g，太子参15g。

2010年3月18日二诊：患者精神可，腹胀、呕吐、腹泻诸症减轻，胃纳增，双下肢水肿已消退。黄春林教授认为患者邪气渐消，驱邪当顾正气，治当标本兼顾，以益气健脾、清利湿热为法，予参苓白术散合香连散加减。

【处方】白术20g，茯苓皮15g，黄芪30g，黄连10g，丁香10g，广藿香15g，黄檗10g，海螵蛸15g，白扁豆15g，白芍15g，薏苡仁30g，炙甘草10g，白头翁15g，秦皮15g，炒麦芽20g。

2010年3月25日三诊：患者病情稳定，无明显不适，复查血肌酐401μmol/L。考虑目前患者标证已去，本虚为主，故在原方中减少同有燥湿化湿之功的黄连和广藿香用量。考虑患者目前已无呕吐腹泻，在原方中去温中降逆之丁香和清热解毒止痢之白头翁、秦皮，拟方如下。

【处方】白术20g，茯苓皮15g，黄芪30g，黄连5g，炒麦芽20g，广藿香10g，黄檗10g，海螵蛸15g，白扁豆15g，白芍15g，薏苡仁30g，炙甘草10g。

以上方加减服用，随访1个月，无明显不适，肾功能稳定。

◆ 解析

该患者精神疲倦，全身乏力，肌肉酸痛，头晕，呕吐腹泻，双眼眼睑水肿，双下肢轻度水肿，纳差，舌暗红，苔黄干，脉细。黄春林教授认为此乃中焦为湿热所困之证，先以清热化湿、和胃利胆之法，给予黄连温胆汤加减治疗。黄连温胆汤由唐代孙思邈《千金要方》中的温胆汤演绎而来，首出于《六因条辨》，所采用的药物中半夏降逆和胃、燥湿化痰，枳壳行气消痰，使痰随气下，陈皮理气燥湿，茯苓健脾渗湿、安神定志，竹茹清热化痰、除烦止呕，黄连清热燥湿。考虑患者腹泻、呕吐多日，口干，津液亏损，辅以太子参、石斛益气养阴，诸药配伍，清热化湿而不伤阴。

二诊时患者精神好转，腹胀、呕吐、腹泻诸症减轻，胃纳增，双下肢水肿消退，改用参苓白术散合香连散加减治疗，在清利下焦湿热的同时兼顾扶助正气。香连散一方，出处众多，药物有所不同，此处选取黄连、丁香，取

◆ 读案心悟

其寒温并用之意，丁香温中暖胃而止呃逆，黄连清热燥湿而止泻，共奏温上清下之功。参苓白术散能增强健脾渗湿、益气扶正之效。参苓白术散是在四君子汤基础上加山药、莲子、白扁豆、薏苡仁、砂仁、桔梗而成，白扁豆、薏苡仁、砂仁之甘淡与莲子之甘涩共助白术健脾渗湿止泻，砂仁芳香醒脾，促中州运化，通上下气机，吐泻可止。黄春林教授将参苓白术散中之党参易为黄芪，以增强益气之效，去甘淡之山药、砂仁，加用广藿香、黄檗以增强燥湿之力；加用海螵蛸、白芍加强收敛固摄之效；最后加用清热解毒止痢之白头翁、秦皮与消食和中之炒麦芽收功。

经连日调理后，患者诸症悉除，在原方中减少同有燥湿化湿之功的黄连和广藿香用量，考虑患者已无呕吐腹泻，可在原方中去温中降逆之丁香和清热解毒止痢之白头翁、秦皮。

【引自】刘旭生，等. 黄春林教授肾病医案医话集. 广州：广东科技出版社，2012.

何炎燊医案 ①

袁某，男，7岁。1996年1月上旬，因上感治疗5天后，外证解而见水肿，少尿，病情日重，求何老诊治。患儿全身水肿，面色苍白，疲乏，低热（体温38℃），神昏谵语，鼻衄，呕逆恶食，便秘，尿赤涩（日200mL），舌苔黄腻浊，脉弦数。实验室检查：血尿素氮25mmol/L，二氧化碳结合力15mmol/L，尿蛋白（＋＋＋），尿红细胞（＋＋＋），尿白细胞（＋＋＋），尿颗粒管型（＋＋）。西医诊断为"急进性肾炎，急性肾衰竭"。

【辨证】邪毒蕴结三焦，内迫营血。

【治法】健脾益肾，清热解毒。

【处方】加味神芎导水汤：川芎、大黄、牵牛子、黄连各10g，滑石、白茅根各30g，积雪草50g，黄芩、紫苏叶、竹茹各15g，薄荷（后下）5g。每日1剂，水煎服。

1剂无动静；2剂泻下秽粪少许，尿量稍多；3剂得畅下，热退神清，鼻衄、呕恶止，尿量增（日350mL），病势得挫，转方用益气通津、泄热祛风之枇杷叶煎加味。

【处方】枇杷叶、苦杏仁、栀子皮各15g，淡豆豉、通草各10g，茯苓皮、薏苡仁、滑石各20g，积雪草、白茅根各30g，黄芩12g。

此方加减服用数月，肿消尿畅。实验室检查：血尿素氮、二氧化碳结合力均正常，尿红细胞（＋＋），尿蛋白（＋）。改用清养肺胃和阴之剂，后用六味地黄汤加减善后，多次检查小便转阴，至今3年余无复发。

◆ 解析

急进性肾炎多见于中青年，学龄儿童亦不少见。此病发病急骤，病情发展迅速，常导致急性肾功能衰竭，病死率高。所幸此患儿体质尚可，病程不长，正气未大伤，可用攻逐峻剂，顿挫病势，转危为安。

小儿肾炎若非迁延日久，以实证为多，最忌过早畏虚进补。病愈之后，调理身体，则以健脾益肾为主，仍须步步小心，如健脾则以参苓白术散为主，去甘草之壅，莲子之滞，加佩兰叶、藿香梗之芳化，大腹皮、厚朴之疏运，墨旱莲之清补，车前子、萆薢之清利，皆补而不滞之法，乃何老临证多年之一得也。

【引自】马凤彬. 中国百年百名中医临床家丛书·何炎燊. 北京：中国中医药出版社，2001.

◆ 读案心悟

第六章　急性肾衰竭

何炎燊医案 ②

邓某，男，15岁。1987年1月17日入院。患者2岁时曾患黄疸，体质素虚。10天前碰伤小腿，继发感染，随即咽喉红痛；疼痛缓解后，即颜面水肿，四肢远端肿胀，恶寒发热；经门诊治疗未效，17日呕吐神烦，急诊入院。体温37.5℃，血压180/112mmHg；血常规：白细胞12×10^9/L，杆状细胞0.01，中性粒细胞分叶0.78，淋巴细胞0.21，红细胞3.73×10^{12}/L，血红蛋白11.8g；血尿素氮19.39mmol/L，二氧化碳结合力7.96mmol/L。诊断：急进性肾炎合并急性肾衰竭。

曾用宣肺行水、清热解毒大剂治疗4天，水肿减退；小便反转深黄带赤，神烦，心悸，纳呆，呕逆。1月23日晨，突然眩晕跌仆，昏不知人，汗出。心电图显示：频发性室性期前收缩（呈三联律）。经救治苏醒后，即血尿如注，色纯赤，溺时无痛感。尿检：血红蛋白尿阳性，蛋白（＋＋＋），红细胞（＋＋＋），白细胞（＋）；血尿素氮升至20.63mmol/L。是日请何老会诊。诊其脉结代缓大空豁，舌质干红不华，苔薄黄而燥。眩晕不能稍动，动则心悸汗出，静则心烦口渴，目中冒火，问其溺时无痛觉，但觉尿如热汤，可知非有淋浊砂石，此现代医学所谓急进性肾炎。

【辨证】阻邪内陷，迫血妄行，心阴耗损。

【治法】扶正祛邪，清热凉血。

【处方】大补阴丸、人参固本丸加减：龟甲25g，生地黄30g，知母15g，黄檗15g，洋参15g，麦冬15g，天冬15g，北黄芪20g，甘草5g，墨旱莲20g，白茅根30g，金银花炭10g。

1月24日精神稍振，血尿如前，方中加阿胶15g。

1月26日二诊：前方已服3剂，眩晕已止，脉结代亦渐减，溺红稍淡，转混浊，口秒，腹满，心烦，4日未解大便，正气稍振，改用滋阴泻火通腑汤。

【处方】西洋参15g，玄参25g，生地黄30g，麦冬15g，大黄12g，滑石25g，白茅根30g，蒲黄10g，栀子15g，琥珀10g，甘草5g，露兜勒根30g。

另用鲜积雪草500g捣汁和服。

此方连进3剂，每日解坚粪数枚；第3日开始解溏粪，烦热大减，能进食，小便量亦增，脉之结代仍见于清晨时，尿素氮降至15mmol/L。尿检：蛋白（＋＋），红细胞（＋＋＋），血红蛋白尿阴性。此时湿热之邪渐解，心肾之阴仍亏。再拟六味地黄合复脉法，以治其本。

【处方】西洋参10g，阿胶20g，麦冬15g，白芍25g，炙甘草5g，生地黄30g，怀山药20g，茯苓20g，山茱萸15g，牡丹皮15g，泽泻25g，女贞子20g，墨旱莲20g。

此后悉本法加减，治之匝月，诸恙悉蠲。3月3日出院。出院时检查血常规：白细胞$8×10^9$/L，中性粒细胞0.68，淋巴细胞0.32，红细胞$3.84×10^{12}$/L，血红蛋白11.2g；血尿素氮8.63mmol/L，二氧化碳结合力27.39mmol/L，小便未见异常。

出院后常来门诊检查，健康良好。

◆ 解析

此患者血尿素氮升高，血尿如注，眩晕失神，脉结代，心动悸，显示心肾功能皆受损害；而病能速愈者，关键在于权衡邪正消长之机。在湿热邪甚鸱张之际，猝然晕厥，哑尿，脉结代，故急益气、强心、育阴潜阳以止血，无暇顾及湿热。《伤寒论》第177条云："伤寒，脉结代，心动悸，炙甘草汤主之。"即曰"伤寒"，是知尚有邪气未解也，而脉结代，心动悸，则都城震撼，虽有邪气，而攻取之法，亦无所施，待里虚渐复，方可攻邪。何老遵仲景之法，故先用西洋参、黄芪、龟甲、生地黄以匡其正；次用大黄、滑石、栀子、积雪草以攻其邪，又于扶正剂中，佐以凉血清火，祛邪方内，辅以益气养阴，此临证变化之方。

【引自】马凤彬.中国百年百名中医临床家丛书·何炎燊.北京：中国中

◆ 读案心悟

医药出版社，2001.

韩志忠医案

名医小传

韩志忠，男，主任中医师，从事肾病专业近40年，擅长用中西医结合的方法诊治肾脏系统疾病，对肾病系统疑难疾病的诊治积累了丰富的临床经验。擅长诊疗慢性肾炎、难治性肾病综合征、尿毒症等疾病。现任中国中西医结合学会理事、江苏省中医药学会常务理事、第四届江苏省中西医结合学会副会长。

魏某，男，48岁。患者因发热，头痛、腰痛4天，少尿1天，伴恶心呕吐，在当地卫生室口服索米痛片，静脉滴注氯霉素无效。于1985年12月18日入院。查体：体温38℃，脉搏85次/分，呼吸18次/分，血压150/95mmHg。面部潮红，球结膜Ⅳ度水肿，两腋下可见点状及条索状出血点。两肺呼吸音粗糙，心脏正常。肝脾肋下未扪及。血常规：白细胞计数17.6×10^9/L，中性粒细胞0.80，淋巴细胞0.19，嗜酸性粒细胞0.01；尿蛋白（＋＋＋＋）。诊断：出血热发热少尿二期重叠。给10%葡萄糖液500mL加能量合剂静脉滴注，并用呋塞米（呋塞米）80mg加入50%葡萄糖液中静脉推注，6小时后无尿；加用呋塞米300mg静脉推注，6小时1次，24小时尿量90mL。查血生化：尿素氮15.0 mmol/L，肌酐583 μmol/L，血钾6.2mmol/L。随即由中医诊治。患者发热，头痛，腰痛，恶心呕吐，腹胀腹痛，大便秘结，尿少，尿中有血性尿膜，面部潮红，球结膜Ⅲ度水肿。腋下及前臂有大片瘀斑，腹部胀满拒按。舌苔焦黑燥裂起芒刺，舌质绛、无津，脉弦紧而数。

【辨证】热入营血，耗伤阴津。

【治法】清热凉血，通里攻下。

【处方】大黄（后下）15g，鲜生地黄60g，广牛角粉（冲服）4.5g，丹参

15g，紫草15g，枳实15g，牡丹皮10g，川厚朴10g，芒硝10g，玄参10g，白芍12g，竹叶、猪苓、泽泻各12g，甘草6g，麦冬15g，阿胶（烊化）12g，十枣散（冲服）6g。

水煎服，每日1剂。药后3小时，解稀大便2次，尿120mL。腹部胀满好转，次日续用1剂，自觉症状减轻，解稀大便5次，尿6次共300mL。血生化：尿素氮80 mmol/L，肌酐6.1mmol/L，血钾3.8mmol/L。后服用十枣散，续用上方加减，24小时尿量1170mL。5日后，入多尿期。查血：尿素氮45mmol/L，肌酐2.8mmol/L，继用固肾养阴等法治疗，获痊愈出院。

◆ 解析

本方集凉血祛瘀通腑之法于一方，方中鲜生地黄、紫草、牡丹皮、玄参、赤芍、广牛角粉，能清热凉血、解毒散血；丹参、大黄、牡丹皮、枳实，有活血化瘀之功。出血热急性肾衰竭的基本病变，是肾和毛细血管广泛受损，引起组织的严重血液循环障碍，并有组织变性、水肿、出血和坏死，这些病理变化属于中医学"瘀血"范畴，因此，活血化瘀可改善局部血液循环，使瘀祛新生，有利于肾功能的恢复；少尿期，往往有邪热迫血妄行之出血、瘀斑，故活血化瘀亦是治疗出血热少尿、出血的重要方法。方中大黄、芒硝、枳实、川厚朴，可急下存阴，使瘀热疫毒从肠腑排出，达到邪气去而津液存，渐渐步入坦途。作者认为，出血热宜在出现少尿倾向时及早运用下法，这样每可阻断患者少尿过程的发生，早日进入多尿期。

◆ 读案心悟

【引自】尤昭玲，等.肾脏病名家医案·妙方解析.北京：人民军医出版社，2007.

王立方医案

范某，女，27岁。于1986年12月7日以流行性出血热、低血压休克、少尿收入住院。查体：体温38.8℃，心率120次/分，血压：80/60mmHg；患者表情淡漠，呈急性病程，神志尚清，颜面潮红，呈醉酒貌，眼睑轻度水肿，球结膜水肿Ⅱ度，充血明显，口唇发绀。软腭呈网状充血，其内可见数个出血点，舌苔黄腻、舌质红赤且燥而少津，前胸及两腋下可见多处点状及条索状出血，两肺呼吸音尚清晰，心率120次/分，节律规整。全腹呈弥漫性压痛，无反跳痛，肝脾未触及，肾区叩击痛明显。双下肢轻度水肿，手足欠温，尿少，24小时总尿量不超过300mL。尿常规检查：蛋白（＋＋＋），红细胞满视野，白细胞（＋＋），小圆上皮细胞（＋），颗粒管型1～2个，尿素氮21.8mmol/L，二氧化碳结合力22mmol/L；血常规：血红蛋白155g/L，白细胞25.8×10⁹/L。诊断为流行性出血热发热、低血压休克、少尿期三期重叠，危重型；即行抢救治疗，吸氧、补充血容量，当日即纠正休克。血压稳定在120/90mmHg左右，体温37.5℃，心率92次/分，不断用大量呋塞米积极促尿。入院5天，每日除抗感染，止血，促进肾功能恢复，修复受损血管外，日用呋塞米量达3000mg以上，并用甘露醇口服导泄，但每日24小时总尿量不超过200mL，血肌酐760.3μmol/L，尿蛋白（＋＋＋），红细胞（＋＋）；血压150/110mmHg。颈静脉及上下肢静脉怒张，已成高血凝状态。遂决定配合中医中药治疗，以阻断高血容量综合征形成。

【辨证】热毒结聚于中下焦。

【治法】清营凉血，泻热通结，利尿降浊，兼以活血化瘀。

【处方】生地黄40g，水牛角150g，山栀子20g，白茅根100g，滑石20g，桃仁15g，丹参20g，木通15g，淡竹叶15g，车前子（包煎）20g，大黄（后下）30g，芒硝（冲服）15g，牛膝15g。

在西医基础治疗的上加服本方，水煎服，每日1剂，2剂合煎至200mL，分3次服。服药后排便3次，排尿量370mL，呈深茶色，无膜状物。患者自述服药、排便后，腹部及全身较前舒适。苔黄而燥微有芒刺，脉弦数，病情有转机。于上方加三七15g，灯心草15g，牛膝15g，1剂，水煎服。用药后，患者病情好转，恶心呕吐完全消失，有饥饿感，能进少量饮食。头面无肿胀，球结膜水肿Ⅰ度，舌芒刺消失，舌燥转润，有津液渐复之象，口唇转红润；颈静脉无怒张，四肢无肿胀，未见新的出血现象，24小时尿量为1200mL，血尿消失，大便无隐血。病情开始向多尿期移行，上方减芒硝、赭石，继服1剂。药后，患者一般状态好，饮食增加，并能下床轻微活动，球结膜充血，水肿完全消失，软腭及前后胸出血点完全吸收，24小时总尿量2000mL以上，血压稳定在120/85mmHg，体温36.5℃，脉搏72次/分，心、肺正常，血常规正常。尿常规检查：蛋白（±），红细胞少许。脉象缓和，舌质红、苔薄白。继服上方2剂。患者入院后共服中药6剂，痊愈出院。

◆ 解析

王老以本方结合西医常规治疗，治疗流行性出血热重度肾功能衰竭49例，治愈率为87.8%，总有效率为93.8%，对照组18例，治愈率为66.6%，总有效率为77.8%。临证加减：如发热、少尿重者，选加生石膏、金银花；低血压、少尿重者，选加人参、麦冬、五味子；恶心呕吐、消化道症状明显者，加赭石、竹茹；腹满、腹痛者，加枳实、厚朴；出血倾向严重、血尿、柏油样便者，加藕节、三七、小蓟；尿中有膜状物者，加萹蓄、瞿麦；瘀血者，加桃仁、牡丹皮；心功能衰竭（心衰）、肺水肿者，加葶苈子、桑白皮、杏仁。

【引自】尤昭玲，等.肾脏病名家医案·妙方解析.北京：人民军医出版社，2007.

◆ 读案心悟

张镜人医案

周某，男，64岁。1985年5月6日初诊。患者高热，泛恶呕吐20余天，经治热退，但恶心呕吐未止，继而出现颜面水肿，尿少，每天仍给庆大霉素24万U治疗。嗣后又出现腰酸，肉眼血尿，红细胞沉降率42mm/h，B超提示：前列腺炎。遂来沪治疗。4月29日市某医院拟诊为：肾功能不全，尿毒症。现症见颜面晦滞，精神萎靡，口气秽臭，呕恶厌食，伴低热咽痛，夜寐不宁，舌苔黄厚而浊腻，质暗，脉形细滑。

【辨证】湿浊潴留，邪毒内盛。

【治法】和脾胃而化湿浊。

【处方】炒白术9g，赤芍9g，白芍9g，土茯苓15g，六月雪30g，黄连3g，生甘草3g，炒陈皮6g，银柴胡6g，连翘9g，蚕砂（包煎）9g，黑大豆30g，制半夏6g，薏苡仁根30g，石韦15g，大蓟根30g，白花蛇舌草30g。水煎服，每日1剂。

1985年5月13日二诊：精神略振，呕恶亦止，但颜面发黄，纳谷呆滞。自诉曾口服透析药，因胃脘胀痛，泛酸难受而停用。5天来仅进中药。诊脉细滑，察舌黄腻。盖湿遏热伏，气机失调，胆液不循常道，与胃之浊气共并，因而面见黄色。治宜和中化浊，清泄胆热。

【处方】炒白术9g，赤芍、白芍各9g，黄连3g，土茯苓15g，六月雪30g，茵陈30g，炒黄芩15g，旋覆花（包煎）9g，赭石15g，制半夏9g，薏苡仁根30g，石韦15g，大蓟根30g，蚕砂9g，黑大豆30g，半枝莲15g，白花蛇舌草30g。30剂，水煎服，每日1剂。

1985年7月1日三诊：迭进和中化浊、清泄胆热之剂，面黄已退，低热呕恶均除，纳谷转馨，小便通利，唯觉神疲乏力，舌苔薄腻，脉细。中州得运，湿浊渐化，少阳瘀热亦获得清泄。拟予健脾益肾，兼清湿浊余邪。

【处方】太子参12g，生白术9g，山药9g，香白扁豆9g，女贞子9g，墨旱莲30g，赤芍、白芍各9g，薏苡仁根30g，石韦15g，大蓟根30g，制半夏6g，蚕沙（包煎）9g，白花蛇舌草30g，香谷芽12g。水煎服，每日1剂。

四诊：患者在中药治疗期间曾经医院化验检查3次，最后一次1985年6月26

日复查肾功能：肌酐106μmol/L，尿素氮5mmol/L。肝功能正常。临床症状亦逐步缓解，而获痊愈。

◆ 解析 ～～～～

张老认为急性肾功能不全，影响脾的升降和肾气的开阖功能，渐致清浊相干，形成上格下关的重症。本例又因湿与热合，侵及中清之府，胆液渗溢，而见黄疸，病情复杂。考虑到脾主升清，胃主降浊，故欲冀清升浊降，必先除其湿热，和其脾胃。湿热除，脾胃和，则升降自调；三焦通利，肾气开阖有序，或可济困扶危于万一。即宗此旨，主用黄连配半夏、陈皮以除湿热；白术配芍药、甘草以和脾胃；更以《温病条辨》宣清导浊汤方意，增入蚕沙一味，以走下焦之浊邪。余药佐使，随证加减，亦无非清热利湿，共奏协同之功耳。

【引自】张镜人. 中华名中医治病囊秘·张镜人卷. 上海：文汇出版社，1999.

梁贻俊医案

卢某，男，40岁。1976年8月25日初诊。患者于6天前发热，继则面、肢相继水肿，少尿，每天尿量小于100mL，3天前收住病房，经用西药多种措施治疗无效，尿量每天仍少于100mL。血化验：非蛋白氮50mmol/L。尿检验：蛋白（＋＋＋＋），红细胞3～4个/HP，白细胞1～2个/HP，颗粒管型（＋）。诊断为急进性肾炎，肾功能衰竭。现症见面部水肿苍白，皮肤光亮，全身水肿，呻吟不已，恶心，呕吐，不思饮食，心中不适，腹胀而痛，尿极少，虽用多种西药利尿药，尿量仍不足每天100mL，大便量少，舌苔少而色白，脉沉而缓。中医证属外感风邪，肺气郁闭，失于宣降；浊阴中阻，清气不升，浊气上逆；下焦水道不通。

【辨证】膀胱气化失常，水湿溢于肌肤。

【治法】上疏风开肺气，中辛开降浊，下通调水道。

【处方】炙麻黄15g，杏仁15g，桔梗10g，甘草10g，半夏15g，陈皮15g，木香15g，官肉桂10g，茯苓50g，猪苓20g，泽泻20g，防己25g，大腹皮15g。3剂，水煎服，每日1剂。

1976年8月27日二诊：服上方2剂，排尿量增加至每天300mL，呕吐止，身肿有所消退，每天能进牛奶150mL，血压150/100mmHg。舌脉同前。继服上药3剂，水煎服，每日1剂。

1976年8月30日三诊：患者尿量增多，每日多于400mL，身肿又有消退，整日皮肤有微汗，饮食量增加，精神好转，有时腹痛隐隐。舌苔微白，脉沉缓。上方减猪苓、大腹皮。继服3剂。已于8月29日停用西药利尿药。

1976年9月3日四诊：每日尿量已多于600mL/d，全身水肿尽消，精神好，饮食佳，已下床活动。舌苔少，脉沉稍缓。复查尿常规：蛋白（＋＋），红细胞8～10个/HP，白细胞3～4/HP。上方减杏仁、半夏，加连翘、白茅根以凉血解毒。每日1剂。

1976年9月17日五诊：共进上方药15剂，水肿退尽，精神好，饮食佳，时感头晕。9月10日、14日2次尿常规检查正常。舌红少苔，脉弦细。参以脉症有水去阴伤之象，改以滋阴清血热，少佐宣肺化瘀之品。

【处方】女贞子20g，墨旱莲20g，枸杞子10g，连翘20g，白茅根50g，陈皮15g，山楂20g，杏仁15g，木香15g，首乌藤40g。

5剂，水煎服，每日1剂。随访：患者于9月25日病愈出院。出院后予肾气丸，每日2次，服药1个月，巩固疗效。追踪观察6年，病无复发，正常工作。

◆ 解析

◆ 读案心悟

该患者发病急骤，病情发展迅速，少尿、无尿达7日之久，用多种利尿药均无效。尿蛋

慢性肾病

名医验案解析

白（＋＋＋＋），管型（＋），高度水肿，迅速发展至肾功能衰竭，西医诊断符合急进性肾炎，预后极差。从中医分析，因外感风寒，上焦风邪郁闭，致肺失宣降，水湿不得下行于肾，肾阳蒸化功能失常，使膀胱气化无能，故尿量极少，浊阴不得外排，水湿内停不得化，溢于肌肤发为水肿。秽浊上泛于胃，中焦壅滞，胃气上逆而呕吐。治以三焦同开法，则奏效迅速，尿量恢复正常，则水肿消退，尿常规正常。为防其复发，嘱其服肾气丸1个月以固其肾气，防其病复，巩固疗效。

【引自】梁晓平. 梁贻俊临床经验辑要. 北京：中国医药科技出版社，2001.

朱进忠医案

张某，男，2岁。患者高热（39.9℃）不退，尿少尿频，恶心呕吐1个月。确诊为左肾发育不全，右肾囊肿，肾盂肾炎，急性肾衰竭。给予西药治疗20天后，又配合中药补气养血、活血利尿、清热解毒治疗10天，不但不效，反而加重。现症见面色青黑，发热，尿少、尿急、尿频，恶心呕吐，腹满胀痛，按之更甚，舌质淡暗，舌苔黄白，脉弦紧滑数。综合脉证，思之：腹满胀痛，按之尤甚，其有积也；面色青黑者，肝肾湿热也；脉弦者，少阳或膜原之有邪也；紧脉者，寒也，积也。

【辨证】邪伏膜原证。

【治法】宣透膜原。

【处方】厚朴3g，草果3g，槟榔3g，黄芩3g，知母3g，紫苏叶3g，神曲3g，柴胡6g，石菖蒲4g。水煎服，每日1剂。

二诊：服药2剂，发热、恶心、呕吐等症稍减；继服4剂，体温下降，恶心呕吐消失；再服10剂，尿素氮、二氧化碳结合力、肌酐均恢复正常。

◆ 解析

某医云："何用大剂抗生素与中药清热解毒剂而证不减？"朱老答曰："病邪在膜原耳。"病既在膜原，又夹湿邪，岂寒凉冰伏所能治，此正犯湿热之禁忌法耳。可在治湿温法中求之。吴又可《温疫论》曾云："温疫初起，先憎寒而后发热，嗣后但热而不憎寒也。初得之二三日，其脉不浮不沉而数，昼夜发热，日晡益甚，头痛身痛，其时邪在伏膂之前，肠胃之后，虽有头痛身痛，此邪热浮越于经，不可认为伤寒表证，辄用麻黄、桂枝之类，强发其汗，此邪不在经，汗之徒伤卫气，热亦不减；又不可下，此邪不在里，下之徒伤胃气，其渴愈甚，宜达原饮主之。""按槟榔能消磨，除伏邪，为疏利之药……厚朴破戾气所结，草果辛烈气雄，除伏邪盘踞。三味协力，直达其巢穴，使邪气溃散，速离膜原，是以名为达原散也。"邪入膜原，三焦俱病，斡旋不能，升降不利，反用寒凉，败胃闭邪，病势更甚。而治从宣透膜原之法，病情得以缓解，充分体现了中医博大精深辨证论治的真正内涵。

【引自】朱进忠.中国临证经验与方法.北京：人民卫生出版社，2005.

石景亮医案

柴某，女，38岁。2002年11月24日初诊。患者于10月25日在他院确诊为肾病综合征出血热并急性肾衰竭，并经综合治疗及血液透析等措施，症状无明显改善，后求治于石老。现症见神志清，精神差，纳差，乏力，恶心，呕吐，24小时尿量约800mL，体温正常，贫血貌，睑唇苍白，爪甲不华，畏寒怯冷，腹部膨隆，腹水征阳性（＋），双肾叩击痛，双下肢水肿，舌质淡，体胖大，苔白腻，脉沉细。血检验：血红蛋白62g/L；尿素氮16.6mmol/L，肌酐799μmol/L。

【辨证】湿毒浸淫证。

【治法】宣肺解毒，祛湿降浊，通阳利水。

【处方】伏龙肝（先煎）300g，荆芥10g，防风10g，紫苏叶12g，石韦20g，生地榆20g，生槐花15g，生大黄（后下）10g，大腹皮30g，蒲公英30g，地肤子20g，五加皮20g，海藻10g，沉香10g，车前子（包煎）30g，蝼蛄10g，蝉蜕10g，僵蚕10g。

名医小传

石景亮，河南省焦作中医院主任医师、中医内科专家。出身中医世家，幼承庭训，在河南中医学院攻读4年，又从师著名中医吕承全，耳濡目染，尽得真传。长期从事中医内科临床、科研工作，对脾胃病、肾病及妇科疑难病的治疗有丰富的临床经验和独特见解，疗效可靠。主编出版《脾胃论溯源及应用》，发表学术论文20余篇。

水煎服，每日1剂。同时配以益肾降浊汤（制附子12g，槐花15g，煅牡蛎30g，土茯苓30g，蒲公英30g，大黄30g）早、晚各1次，保留灌肠。

二诊：上法治疗7天，水肿消退，腹胀减轻，纳食较佳，每天尿量增至2000mL。舌质淡，苔白腻，脉沉弱。复查尿常规阴性。肾功能：尿素氮15.7mmol/L，肌酐627μmol/L。辨析：小便已通，则邪有出路，然湿邪久羁，脾为湿困，运化乏力，治宜发散余邪，健脾化湿。

【处方】左金苏灵汤加味：紫苏叶15g，威灵仙15g，黄连6g，吴茱萸2g，荆芥10g，防风10g，槐花15g，丹参20g，生地榆30g，大腹皮15g，炒槟榔10g，淡豆豉10g，生大黄（后下）3g，石韦15g，陈皮10g，白茅根30g，芦根30g。水煎服，每日1剂。

三诊：上方连进5剂，患者略感困倦乏力，余症皆消，每天尿量2500mL以上。复查肾功能：尿素氮7.9mmol/L，肌酐264μmol/L。证属邪去正衰，当以调理脾胃善后。

【处方】六君子汤加味：陈皮12g，半夏（先煎1小时）30g，白术10g，茯苓15g，黄连3g，党参15g，黄芩6g，干姜9g，炙甘草6g，生姜3片，大枣6枚。水煎服，每日1剂。

四诊：上方连服10剂后，自觉肢体活动较前有力。复查肾功能：尿素氮7.2mmol/L，肌酐103μmol/L。继上方加减调理半个月，病情稳定后痊愈出院。随访1年，病情稳定无复发。

◆ 解析

◆ 读案心悟

患者以肾病综合征出血热致急性肾衰竭而求医。石老辨证后认为：本病的治疗，当本着"急则治其标，缓则治其本"的原则，有步骤、分层次地进行。在遣方用药时，针对早期邪毒内外交固之势，治以发越郁结，祛浊排毒。方用荆芥、防风、紫苏叶疏散在表之邪气，复肺之宣降，通水之上源；石韦、大腹皮、生地榆、生大黄通腑降浊，利尿消肿；五加皮、蝼蛄活血通络，配以蝉蜕、僵蚕等以条达气机。诸药相伍，则内外之邪齐消共散，逆乱之气机复以恢复正常。中期，大邪已去，则以左金苏灵汤调理中焦，兼清余邪。方中紫苏叶、淡豆豉、槟榔以行气宽中；威灵仙、丹参以通经活络；黄连、吴茱萸复胃和降之性；佐以荆芥表散余邪；槐花、地榆、大黄、白茅根内清浊毒，则中焦畅达，不健脾而脾自运。后期，余邪尽去，正气独虚，则以六君子汤善后调理。方中党参甘温益气，健脾和胃；白术苦温健脾燥湿，茯苓甘淡渗湿，参术相合，则健脾祛湿之功更著；陈皮、半夏同用，使补而不滞；炙甘草甘温，伍用生姜、大枣，同起益气和中之用。诸药相伍，共奏益气健脾而收功。如此，层层深入，环环相扣，水到渠成而疗效显著。

【引自】傅文录. 中国百年百名中医临床加丛书·石景亮. 北京：中国中医药出版社，2007.

第七章　慢性肾衰竭

慢性肾衰竭（慢性肾衰）是由于各种原因引起的肾损害和进行性肾功能下降的结果，是机体在排泄代谢产物，调节水、电解质、酸碱平衡及某些内分泌活性物质的生成和灭活等方面出现紊乱的临床综合征。临床上常见倦怠、乏力、恶心、呕吐、少尿或无尿、水肿、呼吸有尿臭味、气促、皮肤瘙痒等症状。

慢性肾衰竭属于中医学"关格""癃闭""水肿"等范畴，可由水肿、淋证等多种病证发展而来。其病程冗长，病机错综复杂，既有正气的耗损，又有实邪蕴阻，属本虚标实、虚实夹杂之证。正虚包括气、血、阴、阳的亏虚，并以脾肾亏虚为主；邪实以湿浊、水气、血瘀为主，可伴有湿浊化热，有时兼有外邪等。造成正气耗损的因素很多，如风邪外袭，肺气不宣，不能通调水道，下输膀胱，水湿浸渍，溢于肌肤，损伤脾阳；或久居湿地、涉水冒雨，水湿内侵，湿留中焦，使脾运失司，湿困脾阳；或饮食不节、饥饱失常，致脾气受伤，健运失司，湿浊内生，湿困中焦，脾阳受损；或劳倦过度、恣意酒色、生育过多，致肾气内伤，肾虚则水湿内盛，久伤肾阳。脾肾虚衰，浊邪壅滞三焦，浊邪尿毒不能排出体外，继而并生变证，是慢性肾衰竭的病理过程。

黄春林医案

陈某，男，70岁。2002年2月9日因"腰酸痛3年余"初诊。患者1998年体检时发现血肌酐131μmol/L，予服中药治疗，病情仍进一步发展。现头晕、腰酸痛，颜面水肿，口干，时有心悸、尿频，饮食、睡眠尚可，大便每日3次，质稀，舌淡暗，苔薄白，脉沉弦。既往有高血压病史6年，现服氯沙坦钾片（科素亚）每日1次，每次50mg和酒石酸美托洛尔片（倍他乐克）每日2次，每次25mg控制血压，血压130/70mmHg。2002年2月4日查肾功能：血肌酐281μmol/L，血尿酸452μmol/L，血尿素氮11.4mmol/L。黄春林教授接诊后，西医诊断为慢性肾功能不全，失代偿期；高血压；前列腺增生；中医诊断为肾衰病。

【辨证】脾肾气虚，湿瘀内阻。

【治法】滋阴养肾，活血利湿。

【处方】仙茋地黄汤：黄芪60g，淫羊藿30g，生地黄15g，山茱萸15g，山药25g，泽泻18g，牡丹皮15g，茯苓皮60g，丹参20g，蒲公英20g，大黄3g，海螵蛸12g，天麻15g，广木香15g，甘草6g。每日1剂，水煎服。

2002年2月25日二诊：患者诉乏力，颜面及双足水肿，大便每日2次，舌暗红，脉沉，中药守前方。

2002年3月11日三诊：患者诉服药后夜尿减少，双足水肿减轻，舌质暗，苔稍黄，脉沉，继续守前方。

2002年4月24日四诊：血压116/65mmHg，腰痛，时头晕，经休息片刻可缓解，无心悸，大便每日2次，夜尿2次，舌暗红，脉沉弦，在前方中加杜仲20g。

2002年5月23日五诊：用药后复查血肌酐86μmol/L，血尿素氮正常，血尿酸335.7μmol/L，患者纳佳，精神尚好，大便每日2次，小便调，下肢无水肿，舌淡暗，脉沉，中药守方。

2002年7月18日六诊：患者诉眠差，大便成形，每日1次，无头晕，血压129/50mmHg，呼吸51次/min，感冒后血肌酐升至164μmol/L，血尿素氮8.65mmol/L，血尿酸359.4μmol/L。尿常规：尿蛋白（＋）。舌淡红，苔白黄，脉沉。前方减去天麻、广藿香，加苏木12g，煅龙骨30g。

随访至2002年8月15日，血肌酐降至143μmol/L，血尿素氮8.11mmol/L，血尿酸366μmol/L，尿蛋白（－）。

◆ 解析

仙芪地黄汤为黄春林教授治疗慢性肾功能衰竭的基础方，以黄芪、淫羊藿温肾益气，配合六味地黄汤滋阴养肾。上述病例为慢性肾功能衰竭，黄春林教授予仙芪地黄汤加减。患者因双下肢水肿明显，以茯苓皮易茯苓，加强利水渗湿之功；头晕加天麻祛风定眩；大便次数增多，加广藿香燥湿止泻；考虑山茱萸味酸易伤脾胃，故以海螵蛸制酸护胃，兼有降尿酸作用；考虑补益药物偏于温补，故予蒲公英清热解毒。结合患者高血压病多年，时有心悸，加丹参活血通脉，针对肾衰本病配合少量大黄活血解毒。复诊时，患者腰膝酸软仍存，加杜仲补肝肾、壮腰膝，兼有活血之功；六诊时已无头晕，大便次数正常，减广藿香、天麻，眠差加用煅龙骨以潜阳安神，加苏木以活血通络，抑制体内异常免疫。

◆ 读案心悟

【引自】刘旭生，等. 黄春林教授肾病医案话集. 广州：广东科技出版社，2012.

邹燕勤医案

丁某，男，38岁。2012年4月11日初诊。主诉：腰酸乏力1个月。病史：患者1个月前无明显诱因出现腰酸乏力，未予重视，经休息后症状未缓解，近日腰酸乏力症状加重，大便偏溏，遂至本院门诊就诊。血压110/80mmHg；肾功能：尿素氮8.0mmol/L，肌酐363.7μmol/L，血钾5.07mmol/L；尿常规：尿蛋白（＋）；血常规：血红蛋白106g/L。

【辨证】脾肾气虚，瘀浊内蕴。

【治法】健脾补肾，和络泄浊。

【处方】生黄芪30g，炒白术10g，生薏苡仁30g，茯苓30g，炒芡实20g，炒山药20g，续断10g，桑寄生10g，制狗脊10g，丹参20g，川芎10g，当归20g，赤芍6g，白芍10g，枸杞子20g，积雪草20g，土茯苓20g，制大黄15g，生牡蛎40g，车前子（包煎）30g。

2012年4月25日二诊：患者腰酸乏力减轻，头晕不明显，余无明显不适，小便正常，大便日行1次，便溏，舌红，舌体瘦小，苔薄，脉细略弦。

【处方】生黄芪30g，炒白术10g，生薏苡仁30g，茯苓30g，续断10g，桑寄生10g，制狗脊10g，丹参20g，当归20g，赤芍6g，白芍10g，枸杞子20g，积雪草20g，土茯苓20g，制大黄20g，生牡蛎40g，车前子（包煎）30g，制僵蚕10g，蝉蜕6g，牛蒡子15g，石韦20g。

2012年5月20日三诊：患者腰酸乏力症状消失，无明显不适，小便正常，大便日行2次、偏溏，舌淡红，苔薄黄，脉细。

【处方】生黄芪30g，炒白术10g，生薏苡仁30g，茯苓30g，炒芡实20g，炒山药20g，续断10g，桑寄生10g，制狗脊10g，丹参20g，川芎10g，当归20g，赤芍6g，白芍10g，枸杞子20g，积雪草20g，土茯苓20g，制大黄20g，生牡蛎40g，车前子（包煎）30g，制僵蚕10g，蝉蜕6g，牛蒡子15g，石韦20g。

◆ 解析

　　本案的医治过程中，充分体现了邹教授的准确辨证，依症候明治法，按治法定处方的治疗思路。①邹教授辨此患者为本虚标实证，即脾肾气虚、瘀浊内蕴，故总的治则定为扶正祛邪法。②本病例所应用的处方中，以生黄芪、炒白术、生薏苡仁、茯苓、炒芡实、炒山药补益脾气，以炒山药、续断、桑寄生、制狗脊补益肾气，以丹参、当归、川芎、赤芍、白芍、枸杞子活血养阴和络，以积雪草、土茯苓、制大黄、生牡蛎、车前子泄浊祛邪。全方体现了邹教授在应用泄浊药物同时常共用活血和络、养阴和络、通利二便等药物治疗的原则。

　　【引自】周恩超，等.邹燕勤中医肾病临床求真.北京：人民卫生出版社，2014.

龚 丽 娟 医 案 ①

　　胡某，男，61岁。2010年1月15日初诊。反复发作腰酸5年余。有慢性肾功能不全病史5年，间断服用中药治疗，肾功能尚稳定。近查血尿素氮15.6mmol/L，肌酐204.8μmol/L，尿酸544.2μmol/L，大便日行2次，饮食尚可，舌淡红苔薄，脉小弦。中医诊断为肾劳；西医诊断为慢性肾功能不全（代偿期）。

　　【辨证】脾肾两虚，湿浊内蕴。

　　【治法】健脾益肾，活血和络。

　　【处方】生黄芪10g，党参10g，山茱萸6g，枸杞子10g，当归10g，红花

名医小传

龚丽娟，江苏省无锡市人。主任中医师，教授，硕士生导师，曾任南京中医药大学内科教研室副主任、江苏省中医药学会老年医学分会主任委员。1958年起主攻肾脏病，对急慢性肾炎、肾盂肾炎、尿路结石、慢性肾功能不全等疾病具有丰富的经验，取得较好的治疗效果。主编《全国中医内科函授教材》和《中国护理学》。

10g，炒白术10g，决明子10g，茯苓10g，淫羊藿10g，神曲10g，玉米须15g，怀山药10g。14剂，颗粒剂冲服。

2010年2月5日二诊：药后病情稳定，无明显自觉症状，偶有足趾疼痛，血尿酸偏高，尿酸544.2μmol/L，大便日行2次，舌尖红苔薄白，脉小弦。继守原法。原方加肉苁蓉10g。14剂，颗粒剂冲服。

2010年3月5日三诊：一般情况尚佳，胃纳欠佳，大便日行1～2次，舌红苔薄白，脉细。

【处方】炙黄芪10g，党参10g，山茱萸6g，枸杞子10g，当归10g，红花10g，炒白术10g，决明子10g，茯苓10g，淫羊藿10g，神曲10g，玉米须15g，怀山药10g，赤芍、白芍各10g，鸡内金6g，焦山楂10g，巴戟天10g。14剂，颗粒剂冲服。

2010年4月1日四诊：病情稳定，精神尚佳，舌红苔薄黄，脉细。继守原法，培本调理。

【处方】炙黄芪10g，党参10g，山茱萸6g，枸杞子10g，当归10g，炒白术10g，墨旱莲10g，女贞子10g，茯苓10g，淫羊藿10g，怀山药10g，玉米须15g，赤芍、白芍各10g，红花10g，六月雪15g。14剂，颗粒剂冲服。

◆ 解析

慢性肾功能不全为临床常见病，龚老从数十年临床治疗经验中总结出：慢性肾功能不全病因病机复杂，总属本虚标实之证，早期以本虚为主，脏腑功能紊乱，气血津液输布、运化障碍而产生的水湿、瘀血相互交阻，日久滞停

◆ 读案心悟

于体内，留而不去，因虚致实，因实致虚，互为因果，使病情迁延反复，缠绵难愈。大量代谢废物潴留体内，不能正常排泄出体外，认为其属标实之邪，以水湿、湿热、血瘀、痰浊、溺毒为主，可归结为浊毒之邪。总之肾虚为发病之本，湿瘀、浊毒内蕴是本病进展和加重的重要病理因素。据此，临证中龚老常以保肾、活血、排毒为治疗慢性肾衰竭的基本大法。基本方：生黄芪、党参、白术、茯苓、怀山药、山茱萸、当归、红花、六月雪、生大黄或制大黄，临床随症加减，收到较好疗效。

【引自】盛梅笑．龚丽娟治疗肾病临证实录．北京：人民卫生出版社，2014.

龚丽娟医案②

薛某，男，61岁。2010年2月26日初诊。发现血肌酐升高2个月。有原发性醛固酮增多症、高血压、脑梗死病史。2009年9月体检发现左肾占位，在南京军区总医院行手术切除左肾及肾上腺，诊断为左肾透明细胞癌，并给予免疫治疗（欣吉尔，干扰素）。术后发现血肌酐升高，近查肾功能：尿素氮8.5mmol/L，肌酐121μmol/L，血尿酸464μmol/L；血常规正常。刻诊：头昏，疲劳乏力，夜寐盗汗，怕冷，四肢不温，时有潮热，小便无力，大便不实，舌暗有紫气苔薄白，脉沉细。血压120/80mmHg。中医诊断：肾劳；西医诊断：①慢性肾功能不全；②左肾透明细胞癌切除术后；③高血压；④脑梗死。

【辨证】肝肾不足，阴虚火旺。

【治法】养肝滋肾，降火泄热。

【处方】炙黄芪30g，党参30g，桂枝6g，赤芍、白芍各10g，怀山药12g，茯苓12g，山茱萸10g，苍术、白术各10g，桑寄生12g，半枝莲20g，半边莲20g，藤梨根30g，煅龙骨、煅牡蛎各30g，白花蛇舌草15g，鹿衔草15g。7剂，水煎服。

2010年3月5日二诊：药后尚平，肢冷，时觉冒火，头昏乏力，食欲尚佳，舌苔薄白根腻，脉细。湿邪未清，脾胃未复，正气亏虚，治拟扶正健脾，化湿助运。血压120/80mmHg。

【处方】炙黄芪30g，党参30g，苍术、白术各10g，茯苓12g，怀山药12g，半夏10g，陈皮10g，炒当归10g，半枝莲20g，半边莲20g，藤梨根30g，红花10g，鹿衔草15g，鸡内金10g，焦神曲12g。7剂，水煎服。

2010年3月19日三诊：3月13日查肾功能：尿素氮9.4mmol/L，肌酐117μmol/L，血尿酸483μmol/L。血压尚平，畏寒减轻，大便日行2次，质溏，舌暗苔薄根微黄，脉细。脾肾两虚，湿浊未清，治拟健脾益肾，泄浊排毒。血压130/80mmHg。

【处方】炙黄芪30g，党参30g，苍术、白术各10g，茯苓12g，怀山药12g，半夏10g，陈皮10g，炒当归10g，半枝莲20g，半边莲28g，藤梨根30g，红花10g，鹿衔草15g，鸡内金10g，焦神曲12g，枸杞子12g，桔梗10g。14剂，水煎服。

2010年4月9日四诊：近日血压偏高，左眼球结膜出血，色鲜红，舌暗有紫气，苔薄微黄，脉小弦。

【处方】菊花10g，枸杞子12g，生地黄12g，山茱萸10g，怀山药12g，紫丹参15g，牡丹皮10g，墨旱莲15g，女贞子15g，半边莲20g，藤梨根30g，薄草10g，夏枯草15g，仙鹤草15g，桑叶10g。14剂，水煎服。

2010年4月23日五诊：复查肾功能：尿素氮7.9mmol/L，肌酐115μmol/L，血尿酸456μmol/L。药后血压渐平，畏寒不显，饮食二便尚调，舌暗有紫气苔薄白，脉细。阳亢已平，脾肾两虚，湿浊未清。再拟健脾益肾，活血泄浊排毒。

【处方】生黄芪30g，党参30g，苍术、白术各10g，茯苓12g，怀山药12g，半夏10g，陈皮10g，炒当归10g，紫丹参15g，半边莲20g，藤梨根30g，红花10g，鹿衔草15g，枸杞子12g。14剂，水煎服。

◆ 解析

本案属于中医学"肾癌""肾劳"范畴，肾透明细胞癌为常见肾肿瘤的病理类型，术后放化疗对肾功能有一定程度的影响，时间一长肾衰竭难以纠正。中医辨证属肾虚浊毒，病位在肾，而与脾相关。初诊患者头昏，疲劳乏力，纳食欠佳，怕冷，四肢不温，小便无力，大便不实，脉沉细。龚老认为术后气（阳）虚明显，补气当用人参，不必拘泥患者有高血压，故治拟健脾温肾、活血通脉，扶正祛邪入手，重用炙黄芪、党参以益气温肾，药后症状好转，畏寒肢冷明显改善。病程中曾出现血压高，眼白出血，阴虚火旺之证，改从养肝滋肾、降火泄热，以杞菊地黄汤加减。待阳亢已平，再从健脾益肾，活血和络泄浊，缓缓图之，复查肾功能长期稳定。

【引自】盛梅笑. 龚丽娟治疗肾病临证实录. 北京：人民卫生出版社，2014.

◆ 读案心悟

龚丽娟医案 ③

皇某，男，30岁。中医诊断：肾劳；西医诊断：①慢性肾功能不全（失代偿期）、IgA肾病；②肾性高血压。2010年3月6日初诊。乏力、头痛间作2年余。患者2007年因头痛就诊于江苏省人民医院，当时测血压190/110 mmHg。查肾功能：尿素10.16mmol/L、肌酐273.4μmol/L、尿酸465μmol/L。尿常规：蛋白（＋＋＋）、红细胞35.8/μl，心脏彩超示高血压心脏改变，肾活检示IgA肾病（局灶节段性肾小球硬化），给予泼尼松40mg/d、吗替麦考酚酯（骁悉）1.0g/d及降血压保肾等治疗。最近查肾功能：尿素11.62mmol/L、肌酐280μmol/L、尿酸452μmol/L，尿蛋白（＋＋）。目前泼尼松5mg/d、环孢素A 20mg/d在服。刻诊：面有浮意，痤疮，下肢不肿，食欲尚可，大便日行1次，小便色淡黄多沫，脉细小弦，苔薄腻，舌暗红。血压150/90 mmHg。

【辨证】肝肾阴虚，湿热内蕴。

【治法】益肾平肝，兼泄浊排毒。

【处方】菊花10g，枸杞子12g，牡丹皮10g，丹参15g，黄芩10g，夏枯草15g，制大黄8g，决明子30g，积雪草30g，白花蛇舌草15g，六月雪15g，益母草15g，玉米须30g，土茯苓15g。7剂，水煎服。

2010年6月13日二诊：药后大便仍日行1次，夜寐欠佳，食欲正常，小便色淡黄，精神尚可，脉细，苔薄白罩黄。湿毒未清，再拟泄浊排毒法治之，佐补益气阴。

【处方】苍术10g，黄芩10g，制半夏10g，陈皮10g，茯苓12g，怀山药12g，山茱萸10g，生大黄8g，六月雪30g，白花蛇舌草15g，当归10g，红花10g，太子参20g，金银花15g，土茯苓15g。21剂，水煎服。

2010年7月3日三诊。肾功能：尿素9.78mmol/L、肌酐271.6μmol/L、尿酸427μmol/L。尿常规：蛋白（＋＋）、红细胞24.8/μl。药后大便日行1次成形，小便色淡黄有泡沫，有时头晕，脉细小弦，苔薄白罩黄。血压140/110 mmHg。湿毒内蕴，脾运失健，肾气不利，气血运行失畅，拟方运脾化湿、泄浊排毒、活血通脉。

【处方】紫苏梗、藿香梗各10g，佩兰10g，豆蔻仁5g，生薏苡仁30g，茯苓12g，制半夏10g，陈皮10g，生大黄10g，决明子30g，莱菔子15g，红花10g，白花蛇舌草15g，六月雪30g，蛇莓15g，蒲公英15g。14剂，水煎服。

2010年7月17日四诊。肾功能：尿素12.58mmol/L，肌酐276.8μmol/L、尿酸471.5μmol/L。尿常规：蛋白（＋＋）、红细胞18.2/μl。无明显自觉症状，饮食控制不佳，荤食过多，大便日行1次，质略溏，脉细小弦，苔薄腻。浊毒未清，脾肾气阴两虚，再拟健脾益肾，气阴并补，佐以泄浊排毒。

【处方】生黄芪20g，太子参30g，苍术10g，黄芩10g，藿香、佩兰各10g，法半夏10g，陈皮10g，生大黄12g，六月雪30g，丹参15g，墨旱莲15g，女贞子15g，积雪草15g，土茯苓15g，白花蛇舌草15g。14剂，水煎服。

2010年8月1日五诊。肾功能：尿素11.66mmol/L，肌酐254.31μmol/L，尿酸410.9μmol/L。自觉尚可，大便日行1次，质偏干，脉细，苔薄白，舌偏淡。脾肾气虚，浊毒内蕴，再拟健脾益肾、泄浊排毒。

【处方】生黄芪30g，太子参30g，当归10g，赤芍、白芍各10g，生地黄12g，制何首乌15g，墨旱莲15g，女贞子15g，六月雪30g，肉苁蓉10g，生大黄15g，全瓜蒌30g，决明子15g，白花蛇舌草15g。14剂，水煎服。

◆ 解析

本案患者临床表现为蛋白尿、高血压与肾功能不全，仍在服用小量泼尼松与环孢素A。初诊症见面部痤疮、小便色淡黄多沫、脉细小弦、苔薄腻、舌暗红，中医辨证属肝肾阴虚、湿热内蕴，治拟益肾平肝、泄浊排毒，药用枸杞子、菊花、黄芩、夏枯草、制大黄、积雪草、白花蛇舌草、六月雪等；二诊在太子参、山茱萸、怀山药的基础上加强泄浊排毒、活血；三诊以紫苏梗、藿香梗、佩兰、豆蔻仁、生薏苡仁、茯苓、制半夏、陈皮等运脾化湿；四诊、五诊则健脾益肾，气阴并补，佐以泄浊排毒，药用生黄芪、太子参、墨旱莲、女贞子、积雪草、土茯苓、白花蛇舌草、制大黄等。龚老在本案中处方，药随证变，但不离扶正与祛邪两方面，辨清病变是在肝、在脾，或在肾，属气虚，还是气阴两虚，并重视化湿、清热、泄浊、活血、排毒。便秘患者，龚老常生大黄与决明子、肉苁蓉、全瓜蒌同用。

◆ 读案心悟

【引自】盛梅笑.龚丽娟治疗肾病临证实录.北京：人民卫生出版社，2014.

第七章 慢性肾衰竭

龚丽娟医案④

陆某，男，75岁。2011年7月30日初诊。发现肾功能不全20余日。患者2011年7月5日因痛风在江北人民医院住院治疗，期间查尿素氮8.9mmol/L，肌酐173μmol/L，血尿酸441μmol/L，尿蛋白（＋＋），诊断为"痛风，慢性肾衰竭，高血压"。刻诊：腰部酸痛，下肢抽筋，口干喜饮，小便量多，大便偏干，舌淡红苔白微黄，脉弦。中医诊断：肾劳；西医诊断：慢性肾功能不全。

【辨证】脾肾不足，湿热内蕴。

【治法】养肝益肾，清热利湿，活血和络。

【处方】明天麻10g，粉葛根15g，当归10g，菊花10g，枸杞子10g，山药10g，六月雪15g，制大黄8g，山茱萸10g，土茯苓15g，白花蛇舌草15g，红花10g，积雪草20g。7剂，水煎服。

2011年8月6日二诊：查尿蛋白（＋＋），隐血（＋），自诉近来体重下降，头昏，面色无华，腰酸，疲劳乏力，食欲尚可，大便日行1次，成形，舌暗红苔黄腻，脉小弦。肝肾两虚，浊毒内蕴，治拟养肝滋肾、泄浊排毒。血压180/100mmHg。

【处方】生地黄12g，怀山药12g，山茱萸10g，菊花10g，枸杞子12g，太子参15g，六月雪30g，生大黄10g，石韦15g，全瓜蒌30g，白花蛇舌草15g，红花10g，积雪草15g，桑寄生12g，猫爪草15g。14剂，水煎服。

2011年8月20日三诊：近查尿素氮6.9mmol/L，肌酐127μmol/L，血尿酸504μmol/L，尿蛋白（＋＋）。刻诊：大便日行3～4次，质稀，有时失控，食欲尚可，腰部酸痛，苔右薄黄、左少苔，脉小弦。脾肾两虚，浊毒未清，治拟健脾益肾、泄浊排毒。原方去全瓜蒌、生大黄，加制大黄5g，太子参改为20g。14剂，水煎服。

2011年9月3日四诊：近查尿素氮5.4mmol/L，肌酐125μmol/L，血尿酸469μmol/L，24小时尿蛋白定量2.28g。近日时有足趾疼痛，夜间加剧，大便

慢性肾病

名医验案解析

日行1～2次，偏稀，色深，舌偏淡苔薄微黄，脉细。脾肾两虚，湿浊瘀阻肾络，治拟健脾益肾、泄浊排毒、活血通络。

【处方】生黄芪10g，太子参15g，炒白术10g，茯苓12g，山茱萸10g，山药10g，枸杞子12g，红花10g，积雪草15g，六月雪15g，三米须15g，白花蛇舌草15g，地龙15g，鸡血藤15g，丝瓜络15g，制大黄3g。21剂，水煎服。

2011年9月24日五诊：9月22日在江北人民医院查尿素氮5.6 mmol/L，肌酐123μmol/L，血尿酸477μmol/L，药后大便日行1～2次，疲劳乏力，食欲尚可，形体消瘦，舌淡苔薄黄，脉细。治拟健脾补肾，佐以泄浊排毒。

【处方】炙黄芪20g，炒党参15g，炒白术10g，茯苓10g，山茱萸10g，山药12g，枸杞子12g，红花10g，淫羊藿15g，六月雪15g，鹿角片10g，制大黄3g。21剂，水煎服。

2011年10月15日六诊：药后尚平，精神好转，腰部隐痛，脉细。近查尿素氮6.9mmol/L，肌酐111μmol/L，血尿酸505μmol/L。脾肾两虚，治拟健脾利湿、泄浊排毒、调和气血。

【处方】炙黄芪10g，炒党参15g，苍术、白术各10g，茯苓12g，山茱萸10g，山药12g，威灵仙15g，土茯苓15g，杜仲12g，桑寄生12g，淫羊藿15g，六月雪30g，制大黄5g，鹿角片10g，生薏苡仁30g。28剂，水煎服。

2011年11月26日七诊：近查尿素氮6.9mmol/L、肌酐107μmol/L、血尿酸484μmol/L。尿常规：尿蛋白（＋＋）、红细胞48/μl。精神尚可，形体消瘦，舌偏红苔薄，脉细。脾肾两虚，精微下泄。治拟健脾益肾、固摄精微，病情稳定，冬季拟膏方调治。

【处方】炙黄芪300g，生地黄、熟地黄各120g，桑寄生120g，炒党参300g，紫丹参150g，杜仲150g，大蓟、小蓟各150g，炒白术120g，红花100g，川续断100g，白茅根200g，茯苓100g，炙黄精150g，金狗脊120g，积雪草150g，怀山药150g，枸杞子120g，灵芝200g，白花蛇舌草150g，山茱萸120g，制何首乌120g，红景天150g，焦山楂、焦神曲各120g，当归120g，地龙150g，金钱草150g，玉米须150g，女贞子150g，淫羊藿150g，芡实150g，白芍100g，墨旱莲150g，猫爪草150g，金钱草150g，紫河车100g，金樱子150g，雪莲花150g，菟丝子120g，炙鸡内金100g，陈皮150g，阿胶500g，鹿角胶300g，龟甲胶300g，冰糖500g，大枣500g，蜂蜜500g，莲子150g，黑芝麻500g。熬膏，每日早、晚各1匙。

◆ 解析 ◆读案心悟

　　本病属中医学"肾劳"范畴，患者高龄，诸脏皆虚，龚老认为慢性肾功能不全临床上诸多症状的出现，皆源于脾肾两脏功能之衰败，进而损及心、肝诸脏，致使水湿、浊毒、瘀滞鸱张，产生诸多病理变化。龚老认为慢性肾功能不全的治疗应遵循《证治准绳·关格》提出的"治主当缓，治客当急"的原则。所谓主，即肾元衰惫为慢性肾衰竭之本，应长期调理，缓缓调补。所谓客，即湿浊邪毒为慢性肾衰竭之标，用药宜急，不可姑息。湿浊邪毒可化、可散、可泄、可分利。临证有芳香化浊、辛开苦泄、淡渗利湿、通腑泄浊等不同方法，其根本在于给湿浊邪毒以出路，使其排出体外，常用泄浊药有土茯苓、六月雪、白花蛇舌草、制大黄等。经过半年的治疗，疗效卓著，肾功能指标逐渐下降，病情稳定者冬季拟膏方调补以善后。

　　【引自】盛梅笑. 龚丽娟治疗肾病临证实录. 北京：人民卫生出版社，2014.

龚 丽 娟 医 案 ⑤

　　陈某，男，72岁。2011年3月4日初诊。既往高血压、高尿酸血症病史，发现肾功能不全2年余，最近查血尿素8.5mmol/L，肌酐147.5μmol/L，血尿酸557μmol/L。

尿常规：隐血（＋＋＋）、红细胞计数102/μl。2006年因主动脉夹层行支架植入术，2009年头颅CT示腔隙性脑梗死。目前血压控制尚好，肾功能稳定，但感腰背部酸胀疼痛，其症已困扰数年，源于年轻时久卧寒凉之地，怕冷喜得温按，食欲正常，大便日行1次成形，脉细，苔薄，舌淡，口唇紫暗红。

中医诊断：腰痛；西医诊断：①慢性肾功能不全（失代偿期）；②高血压；③主动脉夹层支架植入术后；④腔隙性脑梗死；⑤腰椎退变。

【辨证】脾肾两虚，寒湿内侵，气血运行失常。

【治法】健脾益肾，温经散寒，活血通络。

【处方】独活10g，桑寄生12g，桂枝8g，赤芍、白芍各10g，当归10g，川芎10g，葛根15g，制全蝎8g，土鳖虫10g，淫羊藿15g，巴戟天10g，红花10g，炙甘草5g，决明子30g。7剂，水煎服。

2011年3月11日二诊：药后尚平，大便日行2次，量不多，腰背酸痛明显减轻，仍下肢沉重，行动迟缓，脉细，苔薄黄根腻，舌质暗红。肾虚湿浊内蕴，气血运行失畅。治守原法，原方加制附子6g，生薏苡仁30g，桂枝改10g。14剂，水煎服。

2011年3月25日三诊：腰背部酸痛好转，时有头晕，食欲尚可，苔薄微黄，舌偏淡，血压140/70 mmHg。肾虚肝旺，湿浊内蕴，治拟益肾平肝、活血通络、泄浊排毒。

原方出入。上方去制附子，加制大黄8g，墨旱莲15g，女贞子10g。14剂，水煎服。

◆ 解析

本案患者素有高血压、高尿酸血症、动脉硬化症、肾功能不全等基础疾病，此次就诊以腰痛为主诉。龚老认为，腰痛多由体虚感受寒凉、经络气血运行失畅所致，寒邪常易兼夹湿邪，麻黄附子细辛汤为常选方剂，细辛具有温经散寒的作用，止痛效果好，但肾功能不全者应慎用。属虚体感邪者，则宜选独活寄生汤，

◆ 读案心悟

补肾温经散寒活血为治，全蝎、土鳖虫等具有祛风活血作用，也常选用。对肾衰竭患者，温经散寒中病即止，故患者腰痛好转，制附子即去之，改投制大黄泄浊排毒，并予墨旱莲、女贞子益肾平肝，以治头晕。

【引自】盛梅笑. 龚丽娟治疗肾病临证实录. 北京：人民卫生出版社，2014.

张炳厚医案

郑某，女，58岁。2003年8月12日初诊。症状表现：腰酸腿软，全身乏力，头晕耳鸣，视物不清，口干咽燥，手足心热，纳呆，舌红苔少欠津，脉弦细。有慢性肾衰竭病史2年，血肌酐452μmol/L，血红蛋白76g/L。

【辨证】肾气亏虚，阴虚火旺，浊毒内蕴。

【治法】补肾泄浊，养阴益气。

【处方】生地黄、熟地黄各20g，败龟甲（先煎）20g，炒知母、炒黄檗各10g，生黄芪20g，全当归30g，潞党参10g，酒大黄10g，云茯苓15g，怀牛膝15g，桑白皮15g，石韦40g，滑石15g，生甘草10g。水煎服，每日1剂，分2次温服。

二诊：服药14剂后，腰酸腿软、乏力明显减轻，无头晕，仍耳鸣，视物不清，口干咽燥，手足心热，纳呆，舌红苔少欠津，脉弦细。血肌酐375μmol/L，血红蛋白87g/L。上方加麦冬20g，杭白芍15g，去桑白皮、滑石，生黄芪改为50g。

三诊：再服药14剂，无明显乏力，无腰酸腿软，耳鸣消失，纳食正常，舌淡红苔薄白，脉弦细。血肌酐308μmol/L，血红蛋白92g/L。上方加桑寄生40g，去杭白芍，改生地黄、熟地黄各30g，败龟甲（先煎）30g，潞党参20g。

四诊：再服药1个月后，纳佳，眠安，二便调，无腰酸乏力。血肌酐229μmol/L，血红蛋白102g/L。以后随访2年，血肌酐稳定在220～250μmol/L，血红蛋白98～109g/L。

◆ 解析 ～～～～～～

　　张炳厚教授非常讲究辨证，本案以大补阴丸合当归补血汤为主方治疗肾气亏虚、阴虚火旺、浊毒内蕴之慢性肾衰，获得佳效。方中用生地黄、熟地黄、败龟甲、炒知母、炒黄檗滋补肝肾之阴以培本、降火强腰以清源；生黄芪、全当归、潞党参益气养血、固本救虚；怀牛膝活血祛瘀，引血下行，利尿通淋，补益肝肾；酒大黄通腑泄浊，使脾气升、胃气降、肾气得以充养；云茯苓渗湿利尿，健脾补中，宁心安神；桑白皮以降肺气；石韦、滑石清湿热利水道；甘草缓和药性，调和百药，为佐使药，以协调方剂中诸药药性。全方共奏滋阴生血、清热利尿之功。

　　【引自】王丽敏. 肾病效验录. 北京：学苑出版社，2013.

◆读案心悟

谢宗昌医案

　　卓某，男，65岁。1991年2月28日初诊。既往慢性肾炎病史30年，初诊时面色萎黄，贫血，口干，胃纳差，无力，咳嗽不多，咳痰不畅、痰黏，苔黄腻、边尖红，脉细数。查体：右下肺呼吸音减弱，心率80次/分，频发期前收缩，血压145/95mmHg；尿蛋白（＋＋），白细胞0～2个/HP，红细胞（＋＋），尿比重1.020；血尿素氮38.91mmol/L，血肌酐619μmol/L，二氧化碳结合力14mmol/L；心电图示心律失常，伴室内差异性传导；胸片示左心室肥大，高血压心脏病。西医诊断：慢性肾衰竭（尿毒症）。

　　【辨证】气阴两虚，浊邪阻滞。

【治法】益气和胃，降浊解毒。

【处方】人参10g，紫苏叶30g，川黄连6g，黄芩12g，白花蛇舌草30g，半枝莲30g，土茯苓20g，晚蚕沙30g，六月雪30g，半夏12g，丹参15g，茯苓15g，薏苡仁30g，玉米须30g。每日1剂，水煎服，每日2次分服。

上方服40余剂后，精神转佳，食欲佳，胃纳增，口已不干，仅背部酸痛，大便溏，每日1～2次。1994年4月16日复查，血尿素氮34.27mmol/L，血肌酐522μmol/L。上方去白花蛇舌草、半枝莲，加白芍15g，制大黄2g，薏苡仁30g；血利水，顾护胃气。门诊随访，至今健在。

◆ 解析

◆ 读案心悟

谢老以苏叶黄连汤治疗慢性肾衰竭25例，获显效8例、有效13例。临床应用本方时可随证加减：气阴两虚者，加人参、生黄芪；脾肾阳虚者，加生地黄、山茱萸；素有胃疾，或脾虚湿盛、健运失司、胃脘虚痞、舌苔白腻者，加苍术、怀山药、薏苡仁、砂仁；B超显示肾萎缩或两肾皮质病变、血肌酐不降、尿量不多、血瘀明显者，加白芍、益母草、炮穿山甲，但有出血倾向的患者，如已有衄血，则慎用；血肌酐、尿素氮进行性增高者，为浊毒邪实，选加大黄（生或制）、白花蛇舌草、半枝莲、土茯苓、晚蚕砂、六月雪、蒲公英、绿豆衣，以1个月为1个疗程，治疗2～3个疗程。治疗期间，注意饮食调护，给予低盐、优质蛋白、低磷、高热量饮食。

【引自】张胜容.名中医肾病绝技良方.北京：科学技术出版社，2009.

李振华医案

李某，男，82岁。2012年4月6日初诊。高血压、冠心病房颤史，心功能Ⅲ级，慢性肾脏病Ⅲ期。双下肢水肿反复发作3年余。查肾功能：尿素氮11.2mmol/L，血肌酐169.5μmol/L。血压130/70mmHg。刻诊：双下肢水肿，按之凹陷，胸闷心慌，动则气喘，疲劳乏力，食欲尚佳，大便日1行，口不干，脉细小数，苔薄白，舌有紫气。中医诊断：水肿；西医诊断：①慢性肾病3期；②高血压；③冠脉粥样硬化性心脏病、心房颤动、心功能Ⅲ级。

【辨证】心肾两虚，水湿内停。

【治法】调补心肾，淡渗利湿，活血通络。

名医小传

李振华，男，河南中医学院原院长，享受国务院特殊津贴的专家。他从医60余年，从教50余载，是全国著名中医学家、中医教育家。曾任七届全国人大代表、中华中医药学会常务理事。1990年被人事部、原卫生部和中医药管理局确定为首批全国名老中医药专家。2009年被人力资源和社会保障部、原卫生部评选为全国首届国医大师。

【处方】生黄芪20g，防风、防己各10g，川桂枝8g，连皮茯苓30g，丹参15g，泽兰、泽泻各15g，炒白术10g，当归10g，怀山药12g，芫蔚子12g，生薏苡仁30g，红花10g，冬瓜皮30g，鬼箭羽15g。7剂，水煎服。

2012年4月13日二诊：仍下肢水肿，按之凹陷，左侧甚于右侧，休息后减轻，食欲减退，大便日行2次，脉细小弦，苔薄白，舌有紫气。心肾两虚，水湿内停，气血运行失畅，治拟益心护肾，淡渗利湿，活血遥络。

【处方】生黄芪、炙黄芪各15g，连皮茯苓30g，制附子6g，当归10g，炒党参20g，川桂枝8g，红花10g，炒白术10g，生薏苡仁30g，木防己10g，凌霄花10g，怀山药12g。7剂，水煎服。

2012年4月20日三诊：下肢水肿，左侧为甚，食欲有改善，大便调，脉细，苔薄白，舌暗红。脾肾气虚，水湿内停，气血运行失畅，治拟健脾益肾、温阳利水、活血通络。

【处方】生黄芪30g，川桂枝10g，附子10g，连皮茯苓30g，泽兰、泽泻各10g，葶苈子10g，木防己10g，生薏苡仁30g，凌霄花10g，红花10g，葫芦瓢30g，冬瓜皮30g，玉米须15g。7剂，水煎服。

2012年4月27日四诊：药后下肢水肿减轻，精神好转，食欲尚佳，大便正常，苔脉同前，治守原法。原方去葫芦瓢、葶苈子、连皮茯苓，加炒党参30g，茯苓12g。7剂，水煎服。

◆ 解析

本案水肿由心脾肾气阳不足所致，脾气亏虚，失于运化，肾阳虚衰，失于温煦，水液代谢障碍，水湿内停，泛溢肌肤故见水肿；患者双下肢水肿反复发作，肿势较甚，按之凹陷，是属阴水；水邪凌心，心阳不展，故胸闷心慌，动则喘。治当标本兼顾，健脾补肾，利水消肿，活血通络。对水肿病的治疗体会如下：①淡渗利湿，药用防己、连皮茯苓、泽泻、生薏苡仁、冬瓜仁、玉米须等。②重视活血，药如丹参、泽兰、当归、红花、茺蔚子。③通阳化气，药如川桂枝。④温阳补肾，药如制附子、淫羊藿。⑤补气健脾，药如黄芪、党参、白术，其中生黄芪走表升阳利水，炙黄芪补益中焦脾气；肿甚者加用葫芦瓢、葶苈子，葫芦瓢具有清热利水、解毒的功效，葶苈子善消皮里膜外之水。此外，随肿势轻重药物剂量也有别。

【引自】王丽敏. 肾病效验录. 北京：学苑出版社，2013.

◆ 读案心悟

何炎燊医案

黄某，男，56岁。1984年5月24日初诊。患者有慢性肾炎病史1年余，经中西药物治疗无明显效果，1984年2月入某医院，确诊为尿毒症，因不愿意透析而求治于中医。现症见：形神衰惫，面肿，色灰暗，唇绀，头目昏眩，心悸，呼吸深长，时作太息，中脘痞闷，哕呃频频，口秽喷人，带有氨味，不饥不渴，只进稀糜，多食则呕，便秘，溺少，闭目则神糊呓语，醒时了了。舌质紫晦，苔白厚浊，表面罩黄，脉细数，略有弦象。实验室检查：血红蛋白72g/L，非蛋白氮70mmol/L，二氧化碳结合力8mmol/L。尿常规：蛋白（＋），红细胞（＋），白细胞（＋）。

【辨证】水湿蕴脾，气郁化火。

【治法】分消走泄，松解邪势。

【处方】温胆汤加减：半夏15g，枳壳15g，紫苏子30g，茯苓30g，陈皮5g，竹茹20g，黄连10g，郁金10g，崩大碗60g。水煎服，每日1剂。

二诊：服5剂后，睡眠好，呓语息，眩晕、呕哕稍减，小便量仍少，水肿未消。乃去郁金，加杏仁10g、枇杷叶15g，轻苦微辛，以降肺气，以肺为水之上源也。服7剂，小便量稍增，仍灼热，胃纳略醒，舌苔退薄三四，脉仍细数。尿常规：蛋白（＋＋），红细胞（＋），白细胞（＋）。湿浊暂得松化，高年脉细数如此，肾阴亏损显然，似应于补肾阴中佐清火化湿。改用知柏八味汤加车前子、萆薢、白茅根，嘱服3剂。

1984年6月7日三诊：自云服第1剂即脘痞纳差，心悸头眩。服第2剂更呕逆恶食，心烦懊恼，胸中隐痛。第3剂已不敢再服。视其舌苔厚腻如前，而脉之细数者如故也。复查非蛋白氮80mmol/L，二氧化碳结合力12mmol/L。盖湿热之邪未净，误用黄、地之腻补，于病有悖，以致反复，再用温胆汤加泻热化浊、和中消导之品。

【处方】半夏15g，枳壳15g，淡豆豉15g，焦山栀子15g，山楂15g，陈皮5g，竹茹20g，黄连10g，崩大碗100g，麦芽30g，茯苓30g，紫苏子30g。水煎服，每日1剂。

四诊：服第1剂即诸恙均减，服至第6剂后去山楂、麦芽，加薏苡仁30g，滑石25g。服至第15剂，复查非蛋白氮59mmol/L，二氧化碳结合力14mmol/L。此时患者每能进稀饭3碗，呕哕已止，大便3日1行，小便量中等，口中尚有氨味，胸脘仍有痞满，而气怯声低，神倦，肢体乏力，面肿未消。舌苔退薄将半，仍腻浊不净。病虽有转机，而虚实交错，投剂须慎。仍主温胆汤法，稍参扶正。

【处方】半夏15g，麦冬15g，枳壳15g，太子参15g，茯苓30g，紫苏子30g，陈皮5g，崩大碗60g，竹茹20g，北沙参20g，萹蓄20g。此方服后颇安，以后隔天1剂，连服2个月。

1984年8月10日五诊：因起居不慎，外感风邪，恶寒发热，头痛，咳嗽痰多，胸痞呕恶，便溏口渴。即投杏苏散加葛根、黄芩、豆卷，2剂而寒热、头痛、便溏均止，唯咳嗽甚剧，气喘痰多，胸痞恶食，干呕嗳气，舌苔复厚。再进温胆汤加降气涤痰之品。

【处方】半夏15g，枳壳15g，紫苏子15g，莱菔子15g，瓜蒌仁15g，陈皮5g，茯苓30g，竹茹20g，紫苏梗20g，崩大碗60g，白芥子10g，杏仁10g。水煎服，每日1剂。

1984年9月5日六诊：服上方5剂，喘咳止，痰稀少，舌苔退薄。唯胃纳不佳，便溏失禁。再改用第四诊方药加木瓜消补并行，10剂始泻止纳增。此时患者神气渐佳，能步行半小时，头目胸脘舒和，唯多食仍恶心气逆，入寐咽干，大便时溏时硬。改用温胆汤加补脾养胃药。

【处方】半夏15g，枳壳15g，白术15g，麦冬15g，茯苓30g，崩大碗30g，陈皮5g，竹茹20g，紫苏子20g，党参20g，黄芪20g，北沙参20g，萹蓄20g。水煎服，每日1剂。

随访：此方长期间歇服食，随证加一两味，至1985年初，水肿消退八九，患者恢复工作，仍间歇服药（每周1~2剂），8月初来院复查，健康一如常人。血检验：红细胞计数3.4×10^{12}/L，血红蛋白11.2g/L，非蛋白氮33mmol/L，二氧化碳结合力18mmol/L。尿检验：蛋白（＋），红细胞、白细胞少许，尿比重1.007。盖尿毒症控制经年，而肾功能尚未恢复，近期疗效尚称满意。

◆ 解析 〜〜〜〜〜〜

叶天士《温热论》云："……邪留三焦，亦如伤寒中之少阳病也。……此则分消上下之势，如温胆汤之走泄。"何老师其义，温胆汤可广泛应用于"邪留三焦"之杂症，不独治温病也。此方主要作用，在于"走泄"二字。

"走"者，辛宣流动，舒展气机也，如方中半夏、陈皮之属。"泄"则有两义，即泄降热邪与渗泄湿邪。前者如竹茹、枳实之寒，后者如茯苓之淡。因三焦乃决渎之官，水道出焉，又为元气之别使，身中气机上下出入之道路，且少阳相火，又流行三焦，故三焦有邪，多出现气滞、水停、热郁之病机，故叶氏用走泄之品以分消其上下之势也。何老治此病，本虽虚而标实，病机亦是水湿郁热，壅遏三焦，故以温胆汤治之。

【引自】马凤彬.中国百年百名中医临床家丛书·何炎燊.北京：中国中医药出版社，2011.

马 光 亚 医 案

刘某，女，38岁。1991年6月4日初诊。头晕身倦，行走乏力，足肿，小溲黄短，苔白上层黄，脉缓。曾去医院检查，尿中蛋白质甚多，尿素氮超过50mmol/L，医院嘱其血液透析（洗肾），患者不愿意接受，求治于马老。

【辨证】湿热内蕴，下焦水蓄。

【治法】清热利湿。

【处方】胃苓汤、三妙散加减：藿香9g，苍术9g，紫苏梗9g，厚朴6g，黄檗9g，薏苡仁12g，白术9g，茯苓15g，泽泻9g，猪苓9g，姜半夏9g，杏仁9g，车前子（包煎）9g，陈皮9g，牛膝9g。水煎服，每日1剂。

6月13日二诊：服上方7剂，倦意减轻，小便较多，尿素氮降低，唯足仍肿。方用导水茯苓汤加减。

【处方】茯苓15g，白术12g，猪苓9g，泽泻9g，紫苏叶9g，大腹皮12g，木瓜9g，木香6g，防己9g，砂仁6g，桑白皮9g，陈皮6g，车前子（包煎）9g，地肤子15g。水煎服，每日1剂。

三诊：服上方14剂，足肿全消，尿素氮化验在30mmol/L以下，患者坚持不作血液透析。以后，就诊多次，均以此方加减，最后，用参苓白术散扶其脾胃，以收全功。

◆ 解析 ～～ ～～

肾为水脏，肾炎治肾，天经地义，然当分虚实。今之为医者，一闻病者诉症腰痛，动辄谓之肾虚，提笔便点杜仲、肉苁蓉之辈，殊不知肾肿腰痛，小溲短赤，或发热口渴，大便秘结，或湿热型肾结石，则为肾实证。此案例患者，病为湿热内盛，水蓄下焦，马老初以清热利湿，即见成效，中以导水祛湿，末以扶持脾胃，而收全功，亦省去病者一笔昂贵透析支出。

◆ 读案心悟

【引自】张文康. 中国百年百名中医临床家丛书·马光亚. 北京：中国中医药出版社，2001.

贺志光医案

欧某，女，68岁。1998年7月3日初诊。患慢性肾炎10年，延及慢性肾衰。此次发作已2个月。现症见面色萎黄，头晕目眩，口苦咽干，不欲饮食，腹胀尿少（500mL/d），舌红苔黄厚，脉弦。血红蛋白60g/L；尿素氮25.5mmol/L，肌酐623μmol/L。尿检验：蛋白（＋）。

【辨证】邪客少阳，脾失健运，湿浊停滞。

【治法】疏利少阳，斡旋中云，通调经腑。

【处方】小柴胡汤加味：柴胡9g，黄芩10g，半夏3g，党参15g，砂仁9g，陈皮9g，茯苓12g，大黄3g，炙甘草3g，生姜3片，大枣5枚。水煎服，每日1剂。

二诊：服药10剂后，精神好转，恶心不显。又按上方调理3个月余，病情逐渐好转，呕恶消失，纳谷渐增，小便恢复正常，口苦除。血红蛋白上升至90g/L；尿素氮17mmol/L，肌酐460μmol/L。随访1年，病情稳定。

名医小传

贺志光，贵阳医学院主任医师，中医内科及针灸科专家。1960年毕业于贵阳医学院。在近40年的中医教学、临床、科研工作中积累了丰富的学术经验。他医术全面，技术独到，享有盛誉。科研中亦硕果累累，曾主持多项科研项目研究并获奖。参加编写20余本医学著作，主编全国高等医药院校教材《中医学》。

第七章 慢性肾衰竭

◆ 解析

慢性肾衰竭的病机特点为本虚标实，其标实产生的湿毒可使脏腑功能紊乱，阴阳失调，由于病程长，临床症状纷纭复杂，多为虚实夹杂。因此，贺老采用疏利少阳法进行调节，则

◆ 读案心悟

临床疗效显著。通过疏利少阳，斡旋中运，通调经腑，可达到泻浊解毒，缓解病情的目的，方用小柴胡汤加味，经多年临床观察疗效显著。

【引自】尤昭玲，等.肾脏病名家医案·妙方解析.北京：人民军医出版社，2007.

赵绍琴医案 ①

包某，男，38岁。1993年4月初诊。1992年11月确诊为慢性肾衰竭，尿毒症期。1993年初来京医治，在某大医院做血液透析。后就诊于赵老。当时患者每周血液透析3次，已连续进行了3个多月。透析前血肌酐592.3μmol/L，尿素氮19.3mmol/L，血红蛋白50g/L。现症见面色苍黄晦浊，神疲乏力，恶心欲吐，皮肤瘙痒，下肢水肿，小便短少，大便干结，舌质暗淡，舌苔垢厚且腻，脉象弦滑数，按之有力。

【辨证】邪蕴成毒，络脉瘀阻。

【治法】凉血化瘀，清泄浊毒。

【处方】荆芥炭6g，防风6g，佩兰10g，藿香10g，生地榆10g，炒槐花10g，丹参10g，茜草10g，白鲜皮10g，地肤子10g，草河车10g，大腹皮10g，伏龙肝30g，大黄6g。

水煎服，每日1剂，每次少量，多次分服以防其呕吐。并反复叮咛，一定要严格控制饮食，每天坚持走路锻炼2～3小时。

二诊：上方用后，呕恶即止，小便渐增，水肿见消，大便通畅，患者自觉精神好转，气力有增。查血肌酐和尿素氮也有所下降。此后治疗，均以凉血化瘀、疏调三焦为基本大法，而随证灵活加减。在患者的密切配合下，治疗2周之后开始延长血液透析间隔时间，由开始治疗时的每周3次逐渐递减为每周2次，每周1次，直到1993年9月停止血液透析，完全用中药治疗。

1993年12月三诊：患者已停血液透析67天，面色较润，精神爽适，知饥欲食，二便如常，自觉气力增加，每天散步3～4小时，不觉疲劳。近日化验血肌酐为203.3μmol/L，尿素氮9.6mmol/L，血红蛋白103g/L。说明停备血液透析后病情基本稳定，未出现反复。患者要求携方返里。根据其病情现状分析，如果能够按照既定的治疗方案进行综合调理，是可以逐渐好转的，于是，为患者拟定下方。

【处方】荆芥炭6g，防风6g，白芷6g，独活6g，生地榆10g，炒槐花10g，丹参10g，茜草10g，焦三仙各10g，大腹皮10g，槟榔10g，大黄6g。水煎服，每日1剂。

并再三谆谆叮嘱，务必谨慎饮食。1994年3月，该患者介绍其同乡前来就诊，告之包某回去后身体较前强壮，已能干些轻活，仍在依法治疗。

◆ 解析

本例为慢性肾衰竭、尿毒症，且已进行血液透析3个多月。按一般规律推论，是不可能停止血液透析的。只能长期依赖透析，等待机会换肾而已。赵老以凉血化瘀、清泄邪毒为法进行治疗，并严格控制其饮食，有效地降低了血肌酐和尿素氮。又根据检验指标的改善情况，适时地逐渐延长了血液透析的间隔时间。这期间，随着患者坚持治疗和适度的运动锻炼，其部分肾功能也渐渐得到了恢复，终于达到了完全停止血液透析的目的。从这个病例的治疗过程中我们可以看出，赵老对慢性肾病的治疗是综合性的，中医药辨证论治、患者注意饮食控制和运动锻炼，这三个方面缺一不可。这就是赵老治疗慢性肾病成功的秘诀。

【引自】彭建中.赵绍琴临证验案精选.北京：学苑出版社，1996.

◆ 读案心悟

赵绍琴医案②

沈某，男，80岁。患者患高血压、心脏病已20余年，近几个月来逐渐加剧，住某医院治疗，经检查发现血肌酐565.7μmol/L，尿素氮23.2mmol/L，确诊为慢性肾功能衰竭、尿毒症期。拟进行血液透析（血透）治疗，但因其高血压、心脏病，心功能欠佳，不宜做血透析，姑且保守治疗，并请本院中医专家会诊。因当时患者身体极度衰弱，严重贫血，血红蛋白仅为55g/L，会诊后中医专家认为其属脾肾阳虚，气血大亏，遂用温补脾肾、益气补血法，用药后反致病情加重，血肌酐上升至902μmol/L，尿素氮为35.7mmol/L，血红蛋白下降至41g/L。病情十分危重，医院连续两次发出病危通知。后求赵老会诊治疗。现症见恶心呕吐，皮肤瘙痒，鼻衄时作，小便短少，大便干结，4日未行，舌红苔黄垢厚，两脉弦滑而数，按之振指有力。

【辨证】湿热积滞，蕴积三焦。

【治法】通腑泄热，凉血化瘀。

【处方】大黄10g，黄芩10g，黄连3g，荆芥炭10g，防风6g，生地榆10g，炒槐花10g，丹参10g，茜草10g，白茅根、芦根各10g，赤芍10g。5剂，水煎服，每日1剂。

二诊：服药后大便得下，鼻衄未作，呕恶稍减，肤痒亦轻。舌苔黄腻垢厚，脉仍弦浮滑有力。药既见效，病有转机，勿事更张，仍以前法。

【处方】荆芥炭10g，防风6g，生地榆10g，炒槐花10g，丹参10g，茜草10g，小蓟10g，白茅根、芦根各10g，大黄6g。7剂，水煎服，每日1剂。

三诊：大便日2～3行，小溲较前增多，恶心呕吐已止，精神转佳，体力有增，已能下床活动。嘱其每日下床散步，以不疲劳为度，饮食素食为主，不得进食动物蛋白及植物高蛋白如豆制品，并不得进食补药及补品。治用凉血化瘀法，兼以疏调三焦。

【处方】荆芥炭10g，防风6g，白芷6g，生地榆10g，丹参10g，茜草10g，赤芍10g，焦三仙各10g，水红花子10g，大腹皮10g，大黄6g。7剂，水煎服，每日1剂。

四诊：1周来精力日渐增进，每日可散步1小时，并能步行出院前来门诊就医。近查血肌酐下降至760μmol/L，尿素氮下降为27.9mmol/L，血红蛋白上升至56g/L。舌苔黄厚，脉仍弦滑数。郁热日久，不可掉以轻心，仍用前法进退。

【处方】荆芥炭10g，防风6g，白芷6g，独活6g，生地榆10g，炒槐花10g，丹参10g，茜草10g，白茅根、芦根各10g，小蓟10g，焦三仙各10g，大腹皮10g，大黄6g。7剂，水煎服，每日1剂。

五诊：以后上方加减治疗2个月，肌酐降至230μmol/L，尿素氮15.4mmol/L，患者出院回家调养。

◆ 解析

在本案的治疗过程中，随着攻邪治法的应用，肌酐、尿素氮稳步下降，血红蛋白随之上升，并且热毒症候迅速消退，虚弱症状也得以改善。患者由卧床不起到下床行走，并能坚持锻炼，终于转危为安，这是得益于正确地使用了攻邪治病的原则。赵老认为，慢性肾病，包括慢性肾炎、慢性肾衰、尿毒症，其本质决非虚证，邪毒久留而不去，深入血分，蕴郁化热，以致脉络瘀阻，是慢性肾病的基本病机，因此治疗上大忌温补，必须以凉血化瘀为主，佐以疏风胜湿、疏调三焦之法，务使内外上下一齐通调，邪气外出有路，则可收邪去正安之效。

◆读案心悟

【引自】彭建中.赵绍琴临证验案精选.北京：学苑出版社，1996.

第七章 慢性肾衰竭

赵绍琴医案 ③

陈某，女，49岁。患者自述患慢性肾小球肾炎10年余，时轻时重，近2年发现肾功能不全，肌酐、尿素氮日渐增高。近半个月来皮肤瘙痒严重，夜不能寐。伴有精神不振，嗜睡，一身疲乏，双下肢无力尤甚，心烦急躁，大便干结，小便短少，恶心欲吐。现症见上症俱在，舌红苔黄垢厚，脉弦滑且数，按之有力。检验血肌酐654.2μmol/L，尿素氮29.3mmol/L。西医建议透析，患者畏惧，遂来就诊。

【辨证】 湿热蕴郁成毒，深入血分。

【治法】 凉血化瘀解毒。

【处方】 荆芥10g，防风6g，白芷6g，生地榆10g，炒槐花10g，丹参10g，茜草10g，焦三仙（焦山楂、焦神曲、焦麦芽）各10g，地肤子10g，白鲜皮10g，草河车10g，大黄3g。7剂，水煎服，每日1剂。

二诊：服药后大便通而未畅，皮肤瘙痒减轻，已能入眠，仍感梦多。舌红苔黄根厚，脉仍弦滑数。继用前法进退。

【处方】 荆芥炭10g，防风6g，白芷6g，生地榆10g，炒槐花10g，丹参10g，茜草10g，赤芍10g，白茅根、芦根各10g，地肤子10g，白鲜皮10g，草河车10g，大黄5g。7剂，水煎服，每日1剂。

三诊：服药后大便畅行，每日2～3次，腹部舒适，精神转佳，嗜睡消失，皮肤瘙痒显著减轻。舌红苔黄厚，脉仍弦滑。热郁虽减未清，仍用清化方法。饮食寒暖，诸宜小心，每日散步，不可懈怠。

【处方】 荆芥炭10g，防风6g，白芷6g，生地榆10g，炒槐花10g，丹参10g，茜草10g，白茅根、芦根各10g，地肤子10g，白鲜皮10g，草河车10g，大黄5g。7剂，水煎服，每日1剂。

四诊：皮肤瘙痒已愈，二便通畅，纳食有增，每日散步2～3小时而不觉疲劳。近日查血肌酐降至362.44μmol/L，尿素氮降为13.6mmol/L。舌红苔白，脉仍弦滑，按之略数。三焦虽畅，郁热未得全清，仍用凉血化瘀方法。

【处方】 荆芥6g，防风6g，白芷6g，独活6g，生地榆10g，炒槐花10g，丹参10g，茜草10g，白茅根、芦根各10g，焦三仙（焦神曲、焦山楂、焦麦芽）各10g，水红花子10g，大腹皮10g，槟榔10g，大黄5g。7剂，水煎服，每日1剂。

后以此方加减治疗半年，血肌酐降为265.2μmol/L，尿素氮降为10.36mmol/L。临床症状基本消失，已能恢复半日工作。

◆ 解析

本案患者属于典型的家族性发病，其姐妹共有5人患肾病。赵老根据临床上慢性肾病家族性发病较为常见的事实，提出了慢性肾病可遗传的观点，并根据中医学理论推断热毒深伏于髓是本病得自先天的基本特点。毒发于髓而表现为血分瘀热，故治疗当以凉血化瘀为主，大忌温补，并忌食高蛋白高热量和一切辛辣刺激性食物，目的就是防止由于饮食不慎而更增其热。同时本例以皮肤瘙痒为主要表现，是血分热毒聚于皮肤，故用清热解毒之品，以助药力。皮肤瘙痒乃为毒溢皮肤所致，治疗必通其大便，使热毒从大便排出，随得大便畅行，热毒得泄，而诸症向安。赵老认为，凡治疗尿毒症，必令其大便通畅，得日二三行为最佳，此为要诀。

【引自】彭建中.赵绍琴临证验案精选.北京：学苑出版社，1996.

◆ 读案心悟

张 琪 医 案

赫某，男，65岁。1997年4月10日初诊。慢性肾炎病史5年余，近半年来，出现食欲减退，时有恶心，口中氨味，胃脘胀满，大便秘结，舌苔厚腻，干黄少津，脉弦滑。检验：血肌酐475μmol/L，尿素氮25.4mmol/L；血红蛋白100g/L；尿化验：蛋白（＋＋）。确诊为慢性肾炎、慢性肾衰、氮质血症期。

【辨证】湿邪犯胃上逆。

【治法】芳化湿浊，苦寒泄热。

【处方】经验方化浊饮：醋炙大黄10g，黄芩10g，黄连10g，草果仁15g，藿香15g，苍术10g，紫苏子10g，陈皮15g，半夏15g，茵陈15g，甘草10g，生姜15g。水煎服，每日1剂。

二诊：服上方10剂，呕恶、脘胀等均减，大便日行1～2次，成形不溏。继以此方化裁，连续服药3个月，血肌酐及尿素氮明显下降，至本年9月3日复查血肌酐200μmol/L，尿素氮10mmol/L；血红蛋白110g/L；血压130/80mmHg。食欲增，精神尤好，全身有力，舌苔转薄，脉弦。病情稳定，远期疗效巩固。

◆ 解析

慢性肾衰竭尿毒症期，张老认为此时湿邪蕴结日久则化热，或体内脾胃素热，与湿相互蕴结则脾胃运化受阻，形成湿热痰浊中阻。因此治疗张老常以芳化湿浊与苦寒泄热合用，多年研究应用化浊饮（药用同病案内），临床效果显著。张老研究认为草果仁为本方要药，在辛开湿浊药中当属首选药物。该药辛温、燥烈，善除脾胃之寒湿。慢性肾衰竭氮质潴留，湿毒内蕴，非此辛温燥烈之品不能除，然湿瘀化热又必须伍以大黄、黄连以泄热开痹。

【引自】张佩青. 中国百年百名中医临床家丛书·张琪. 北京：中国中医药出版社，2002.

◆ 读案心悟

第八章　糖尿病肾病

　　糖尿病患者日趋增多，全世界约有1.5亿人，我国约有200万人，其中1型糖尿病占10％，2型糖尿病占90％。1型患者中有35％发生糖尿病肾病，而2型约有25％发生。糖尿病可并发多种肾损害，其病变可涉及肾血管、肾小球、肾小管和肾间质，主要包括糖尿病性肾小球硬化症、肾小管上皮细胞空泡变性、肾小动脉硬化症、急性或慢性肾盂肾炎、肾乳头坏死等。

　　糖尿病肾病早期属于中医学描述的消渴中的"肾消"，后期则属"水肿""关格"等病的范畴。糖尿病肾病阶段，肾阳虚衰，气化不足，为其关键病机。由于糖尿病肾病有早中晚期不同，肾阳虚衰的程度也不断加重，因此在糖尿病肾病早期治疗重在补肾益气，中期则要重视温阳化气利水，晚期则要加强补肾降浊。

黄春林医案

袁某，男，73岁。2010年9月2日因"发现蛋白尿3个月"来诊。既往有糖尿病史20余年，口服降血糖药（阿卡波糖片50mg，每日3次）并使用皮下注射胰岛素控制血糖，自诉血糖控制情况尚可。既往高血压病史10余年，冠心病病史。3个月前患者在外院住院期间发现尿蛋白阳性，24小时定量为1.72g，血肌酐117μmol/L，为进一步求治来诊。结合病史、临床表现、住院检查资料。西医诊断："2型糖尿病；糖尿病肾病Ⅳ期，肾功能不全代偿期；冠心病、频发室性期前收缩搏，心功能2级。"

来时患者精神疲倦，面色少华，自觉乏力，偶有心悸，胃纳尚可，夜眠差，夜尿频（3～4次/晚，多泡），大便调，颜面、双下肢无水肿，四末欠温，舌暗，苔薄黄，脉沉且时有结代。中医诊断为"消渴"。治疗上继续给予控制血压、血糖，抗血小板聚集等药物。

【辨证】脾肾两虚，湿浊瘀阻。

【治法】健脾益肾，活血化瘀，通腑泄浊。

【处方】黄芪25g，淫羊藿15g，盐杜仲20g，菟丝子15g，女贞子15g，枸杞子15g，茯苓25g，丹参25g，大黄3g，麦冬15g，五味子5g，太子参25g，甘草5g。

以此方维持治疗、受补则加盐金樱子、黄精、益智仁等补益脾肾之品。每2周复诊1次，患者精神状态逐渐转佳，心悸少发，纳眠满意，仍有夜尿及泡沫尿，期间定期查尿常规，尿蛋白稳定在（＋），间或呈阴性。2011年4月24小时尿蛋白定量1.104g，血肌酐108μmol/L。随访至今1年余，肾功能、尿蛋白水平均稳定。

◆ 解析

该患者年老体衰，脏腑功能衰退，其人疲倦乏力，面色少华，四末欠温，乃是脾虚运化

◆读案心悟

无力，以致气血生化之源，不足以濡养周身。脾虚无力固摄精微，以致大量蛋白随尿漏出，形成蛋白尿。心悸、眠差为心神失养、心气不足的表现，其本在于脾虚，上不能养心神，下不能固肾精。故治疗以健脾益肾为主，教授取太子参、黄芪、甘草以益气健脾；淫羊藿、菟丝子、杜仲等以温阳补肾；女贞子滋阴补肾，以防药性过偏；佐以芡实、五味子助肾精之固摄。患者既往有胸痹之疾，其舌质晦暗、脉结代为血瘀内阻、血脉不通之征，故加一味丹参以活血化瘀；患者年老脏腑渐衰，浊邪有日渐蓄积之势，故虽其大便通畅，仍以少量大黄入药。

患者服药后自觉舒适，症见好转，为药与病相投，黄春林教授在随后复诊时，便酌加盐金樱子、黄精、益智仁等健脾益肾之品以图增效。

【引自】刘旭生，等. 黄春林教授肾病医案医话集. 广州：广东科技出版社，2012.

龚丽娟医案 ①

何某，男，67岁。中医诊断：肾风；西医诊断：糖尿病肾病。2012年7月27日初诊。发现血糖升高12年，蛋白尿加重1个月。既往有糖尿病病史12年，目前胰岛素降糖，血糖控制尚可，2年前出现蛋白尿，当地医院诊断为"糖尿病肾病"，予厄贝沙坦片（安博维）等降低蛋白尿，血肌酐波动在140μmol/L，24小时尿蛋白定量（UTP）波动在0.5g，1个月前受凉感冒后出现蛋白尿加重，来诊日24小时尿蛋白定量1.2g。刻下：口干口苦，尿黄泡沫多，下肢凹陷性水肿，舌红、苔黄、脉细弦。

【辨证】属脾肾亏虚，湿热内蕴。

【治法】清利湿热，兼补脾肾。

【处方】知母10g，黄檗6g，生地黄10g，怀山药10g，山茱萸6g，桑寄生15g，土茯苓15g，石韦10g，白花蛇舌草30g，六月雪30g，玉米须15g，荔枝草15g。7剂，水煎服。

2012年8月3日二诊：服药后尿泡沫较前减少，夜尿多，口干，无口苦，腰膝酸软，双下肢仍有轻度水肿，舌淡、边有齿痕，苔薄白，脉细弦。辨证属脾肾气虚。治拟益肾健脾、清利活血。

【处方】生黄芪15g，太子参10g，白术10g，茯苓12g，山药12g，山茱萸10g，牡丹皮10g，六月雪15g，白花蛇舌草15g，蜀羊泉15g，景天三七20g，紫丹参15g。14剂，水煎服。

2012年8月17日三诊：复查24小时尿蛋白定量0.625g，精神较前好转，泡沫尿减轻，双下肢麻木刺痛，仍有轻度水肿，舌淡，有紫气，苔薄，脉细弦。辨证仍为脾肾亏虚，湿瘀阻络。治疗在上方基础上，加当归10g，鸡血藤15g，鬼箭羽20g，加强活血化瘀之功。服药后病情趋于平稳。

◆ **解析**　～～～

　　此案例体现了龚老急则治其标，缓则标本兼顾的原则。患者症状缓解后，继予补肾健脾，兼以清利活络，经调理数月，脾气得振，肾气乃固，病情趋于稳定。龚老强调糖尿病肾病病势缠绵，辨证应善于分清标本虚实，分期论治，切忌一味扶正或只顾攻邪，以免犯虚虚实实之诫，应在益肾健脾的基础上，辅以活血泄浊，临床方可取得良好的疗效。

【引自】盛梅笑.龚丽娟治疗肾病临证实录.北京：人民卫生出版社，2014.

◆ **读案心悟**

龚 丽 娟 医 案 ②

居某，女，72岁。中医诊断：消渴；西医诊断：糖尿病肾病。2012年5月

11日初诊。多饮多尿10余年，尿中多沫2个月。患者10余年前因多饮多尿在外院确诊为"2型糖尿病"，已予门冬胰岛素30注射液（诺和锐30）早餐前、晚餐前各22U皮下注射及阿卡波糖（拜糖平）口服控制血糖，血糖控制尚可。患者既往有"高血压"病史多年，平素服用苯磺酸氨氯地平（络活喜）及氯沙坦钾（科素亚）等，血压控制一般。2个月前出现尿中泡沫增多，查尿常规提示尿蛋白阳性。刻下：形体偏胖，面色少华，口干、多饮、多尿不显，劳累后稍觉腰酸腰痛，双下肢不肿，纳食可，大便正常，小便泡沫较多，夜尿1～2次，舌质淡暗、有紫气，苔黄微腻，脉弦细。测血压155/80 mmHg。复查尿常规：蛋白（＋＋），隐血（＋）；尿微量白蛋白794mg/L。

【辨证】气阴两虚，湿热内蕴。

【治法】益气养阴，清利湿热。

【处方】生黄芪20g，炒白术12g，生地黄、熟地黄各10g，山茱萸10g，怀山药15g，生薏苡仁20g，怀牛膝15g，荔枝草15g，仙鹤草15g，羊蹄根15g，龙葵15g，青风藤30g，猫爪草15g，土茯苓15g，白茅根30g，红花10g。14剂，水煎服。原降糖、降压西药继服。

2012年6月1日二诊：患者面色少华，口不干，双下肢不肿，腰酸未作，饮食正常，多饮多尿不显，夜尿1次，大便调，舌质淡暗、有紫气，苔薄黄腻，脉细。测血压150/82 mmHg。复查尿常规：蛋白（＋），隐血（－）；尿微量白蛋白578mg/L。中药继守原法。上方去白茅根，加泽兰15g。14剂，水煎服。

2012年6月29日三诊：患者面色改善，双下肢不肿，无腰酸，口不干，饮食正常，大便调，夜尿1次，舌质淡暗、有紫气，苔薄黄，脉细。测血压145/78 mmHg。复查尿常规示蛋白（＋），隐血（－）；尿微量白蛋白125mg/L；尿微量白蛋白/尿肌酐351mg/g；24小时尿蛋白定量0.596g。

【处方】生黄芪20g，炒白术12g，生地黄、熟地黄各12g，山茱萸10g，怀山药15g，生薏苡仁20g，怀牛膝15g，荔枝草15g，羊蹄根15g，龙葵15g，青风藤30g，猫爪草15g，土茯苓15g，红花10g，泽兰15g，僵蚕10g，鬼箭羽20g，地骨皮20g。28剂，水煎服。

2012年7月27日四诊：患者面色润，无口干多饮多尿，无腰酸、无肢体水肿，饮食正常，大便正常，夜尿1次，舌质淡，有紫气，苔薄，脉细。测血压140/75 mmHg。复查尿常规示蛋白（－）；尿微量白蛋白92mg/L；尿微量白蛋白/尿肌酐169mg/g；24小时尿蛋白定量0.256g。中药治拟原法出入。上方加景天三七20g。28剂，水煎服。

患者定期门诊随诊，2012年11月12日随访患者，未诉特殊不适，复查尿常规示：蛋白（－）；尿微量白蛋白/尿肌酐171mg/g；24小蛋白定量0.172g。继续中药益肾健脾，清利湿热剂调治巩固疗效。

◆ 解析

患者老年女性，基础疾病较多，既往有糖尿病、高血压病史，此次出现尿中泡沫增多，提示存在肾病并发症。糖尿病肾病为糖尿病严重并发症，早期尚可逆转，中后期仅能延缓其进展。患者常因不重视、治疗不及时或经济因素，使病情发展至终末期，此时治疗相当棘手。因此龚老强调"治未病"理念，早期治疗，坚持治疗，配合西药治疗是防治糖尿病肾病的基本原则。

【引自】盛梅笑.龚丽娟治疗肾病临证实录.北京：人民卫生出版社，2014.

◆ 读案心悟

时 振 声 医 案

刘某，女，55岁。该患者糖尿病病史10余年，一直口服阿卡波糖片、二甲双胍、格列齐特等治疗，血糖不稳定，空腹血糖10mmol/L左右，餐后血糖14mmol/L左右，已使用胰岛素治疗1年余。否认高血压等病史。因双下肢水肿伴胸闷憋气，在当地医院半年内三次住院治疗，诊断为"糖尿病肾病V期、心功能不全、低蛋白血症、心包积液"，病情始终不稳定，出院即加重，2005年4月21日来北京求治。查尿常规：尿糖1000mg/dl，尿蛋白500mg/dl，胸片示：心包积液，心脏增大；生化：血肌酐335μmol/L，尿素氮28.4mmol/L，总蛋白5.1g/L，白蛋白2.1g/L。刻下症：下肢高度水肿，按之凹陷不起，小便量少，畏寒肢冷，面色苍黄，倦怠乏力，胸闷憋气，动则尤甚，不能平卧，呕恶，视物模糊，舌质淡白，有齿痕，苔白腻，脉象细涩。

【辨证】肾阳衰微，阴寒内盛，水气不化。

【治法】激荡肾阳，化气行水。

【处方】人参（炖）10g，生黄芪（煎汤代水）150g，制附子（先煎）10g，白术10g，茯苓15g，白芍15g，丹参30g，生姜10g。

7剂，每日1剂，水煎服。同时嘱患者低盐、低糖饮食，并限制蛋白摄入。7剂后患者水肿消退大半，胸闷憋气好转，上方随症加减7个月，诸症悉减，水肿消失，病情稳定，可以到周围进行简单活动。当地复查：尿蛋白（－），血浆蛋白恢复正常，心包积液消失，血肌酐、尿素氮正常上限，至今调理治疗已2年余。

◆ 解析

糖尿病日久，阴损及阳，肾阳衰微。大补元气方为正治。一般补气药物杯水车薪，不足以疗此大证，故方用人参合大剂量生黄芪，相互为用，生黄芪煎汤代水缓慢图之补而不滞；附子、白术、茯苓、白芍、生姜为真武汤，乃温阳化气行水，祛寒邪，阳气复则水肿消。治疗糖尿病肾病基本的原则是：①糖尿病早期肾病，微量白蛋白尿期，与糖尿病治疗方法相同，但需加入活血化瘀之品，肥胖者注意祛痰，消瘦者注意养阴；②振奋阳气与滋补肾阴相结合；③始终不忘活血化瘀；④始终不忘固涩精微。

【引自】尤昭玲，等.肾脏病名家医案·妙方解析.北京：人民军医出版社，2007.

◆ 读案心悟

郭赛珊医案

名医小传

　　郭赛珊，女，出生于1938年10月，福建莆田人，中西医结合临床专家。北京协和医院原中医科主任，主任医师、教授、博士生导师。从事中医、中西医结合的医疗、教学、科研工作50余年，擅长内科疑难杂病、妇科病。参加著书7部，其中主编的《祝谌予临床经验集》1995年获得世界传统医学大会优秀成果奖。

　　孙某，男，65岁。1994年3月初诊。出现口干渴，多饮，多食，但多尿、消瘦不明显，查血糖9.2mmol/L，尿糖（＋＋），诊断为2型糖尿病。开始2年，经控制饮食后，血糖控制在7.0mmol/L以下。1986年起，用格列本脲（优降糖），每次25mg，每日3次，控制尚可。1990年，用格列本脲不能控制血糖，改为美吡哒5mg，每日2次，配合格列齐特80mg，每日3次，血糖控制在8～12mmol/L。1991年，出现少量蛋白尿，间断服用汤药效果不佳，1个月前患者由于肺部感染出现双下肢及眼睑水肿，查空腹血糖14.7mmol/L，尿素氮18mmol/L，血肌酐48μmol/L，尿蛋白（＋＋＋）。经西药治疗，肺部感染基本控制，余症状改善不佳，求治于我科，时症见：双下肢轻度水肿，乏力畏寒，纳差，便溏，舌质淡暗，苔薄白，脉沉。

　　【辨证】久病及肾，脾肾两虚，肝郁血瘀。

　　【治法】益气养阴活血，补肾疏肝健脾。

　　【处方】生黄芪15g，枸杞子10g，女贞子15g，墨旱莲10g，牡丹皮10g，泽泻30g，柴胡10g，山药30g，白术10g，生薏苡仁30g，全蝎4g，水蛭10g，淫羊藿10g，桂枝10g，猪苓30g。

　　水煎服，每日1剂，早、晚温服。服20剂后，双下肢水肿消退，尿蛋白（＋＋）；又用上方加减服用30余剂，患者症状消失，复查尿常规：尿素氮9mmol/L，血肌酐241μmol/L。

◆ 解析

◆ 读案心悟

　　临床用本方随证加减治疗早期患者，症状改善，尿微量蛋白减少；晚期患者，水肿减轻或消失，尿蛋白减少，红细胞超氧化物歧化酶活性增强，血浆丙二醛含量减少，抗自由基损伤能力增强，高血糖、高血压等也都有一定的下降。阳虚者，加淫羊藿10g，菟丝子15～30g，补骨脂10g，桂枝6～10g；水肿者，加防己10g，猪苓30g；临床蛋白尿者，加益母草30g，鹿角霜15g；肝火旺者，加夏枯草15～30g，生石决明15～30g，黄连4～6g；胃火旺者，加生石膏30g，知母10g。

　　【引自】尤昭玲，等.肾脏病名家医案·妙方解析.北京：人民军医出版社，2007.

李 学 铭 医 案

　　蔡某，男，61岁。1994年10月初诊。患者36岁时体检，即发现空腹血糖9.3mmol/L，25年来一直坚持自己皮下注射胰岛素控制血糖，血糖一般稳定在8.0mmol/L以下，偶尔可高至16.0mmol/L。1990年出现蛋白尿，诊为糖尿病肾病，辗转各地中医药治疗，疗效不佳，现求治于我院。现症见双下肢中度凹陷性水肿，腰酸乏力，肢冷，畏寒，舌质淡暗，苔薄白，脉沉。生化查：空腹血糖12.4mmol/L，尿素氮16 mmol/L，血肌酐165μmol/L，尿常规检查：尿糖（＋＋），尿蛋白（＋＋＋）。

　　【辨证】阴损及阳。

　　【治法】温阳化气，行水消肿，佐以化瘀泄浊。

【处方】党参15g，黄芪30g，肉桂10g，干姜5g，白术15g，桂枝10g，猪苓10g，泽泻15g，茯苓12g，车前子（包煎）30g，川芎9g，地龙10g，六月雪30g，生牡蛎30g，甘草6g（服药前，患者便干不畅，口苦干涩；服药后，水肿明显消退而血肌酐不降）。

水煎服，每日1剂，早、晚分服。服药30剂，患者水肿渐消，尿蛋白（＋＋）。又以上与加减治疗1年，患者未再出现水肿，尿蛋白稳定在（±～＋）。

◆ 解析

糖尿病肾病由糖尿病发展而来，属中医学"消渴""水肿"范畴。其病程多在5～10年，素有阴虚之本，故病至糖尿病肾病阶段，病机特点以脾阳虚为本。在临床症状中糖肾患者水肿一般是中等度凹陷性水肿，与慢性肾炎肾功能损伤者多表现为形体消瘦、皮肤干涩、无明显水肿特点迥然不同，这也揭示了本证以脾虚为本的特点。临床应用该方，以附子5～10g配制大黄3～5g，干姜5～8g配川黄连2～3g为宜，以防苦泄太过，损伤脾肾阳气，临床验证之，降血肌酐确凿有效。

【引自】王永炎.中国现代名中医医案精粹.北京：人民卫生出版社，2010.

◆读案心悟

⬤陈⬤思⬤兰⬤医⬤案

杨某，女，61岁。1993年12月初诊。1984年，患者自觉口干喜饮，无多食，多尿及消瘦，入当地医院查空腹血糖9.7mmol/L，尿糖（＋），诊断为2型糖尿病。前7年，经控制饮食及口服降糖药，血糖控制在7.0～9.9mmol/L；1991年起，口服格列吡嗪片5mg，每日2次；格列齐特80mg，每日3次；二甲双胍0.25g，每日3次。血糖控制在9.0～14.9mmol/L。1991年5月尿检出现尿蛋白（±），24小时尿蛋白定量487mg，辗转求治于中西药，病情逐渐加重。就诊时患者双下肢中度水肿，肢困乏力，腰酸困，恶心纳差，舌质暗，苔黄腻，脉沉弦。检查：空腹血糖14.7mmol/L，尿素氮17mmol/L，血肌酐431μmol/L，尿糖（＋＋＋），尿蛋白（＋＋＋）。据此，诊为糖尿病肾病。给予胰岛素控制血糖，并加服中药。

【辨证】气阴两虚，脾肾衰败。

【治法】滋阴补肾，活血化瘀。

【处方】黄芪、黄精、生地黄、熟地黄各20g，茯苓12g，枸杞子、泽泻、红花各10g，玄参、丹参、川芎各15g，生大黄9g，炒槐米、白茅根各30g。

水煎服，每日1剂，分早、晚温服。10剂后，患者恶心纳差消失，余症不减。又以上方加减服用20剂，复查空腹血糖7.11mmol/L，尿素氮9.0mmol/L，血肌酐321μmol/L，尿常规检查：尿糖（±），尿蛋白（＋＋）。

◆ 解析

糖尿病肾病步入氮质血症期，据作者观察60例终末期糖尿病肾病患者，应用滋阴补肾、活血化瘀法明显优于温阳利水法；另据单药研究，黄芪内含黄芪多糖及大量的硒，能增强人体的免疫功能，促进蛋白质和肝糖元的合成，调节环核苷酸水平扩张外周血管，促进末梢循环，改善局部营养状态，黄精含有黏液质、淀粉等成分，能抑制肾上腺素引起的高血糖，防止动脉粥样硬化及肝脂肪浸润，改善肾功能作用较好。

【引自】王莒生，等.名老中医经验集.北京：中国中医药出版社，2011.

◆ 读案心悟

赵绍琴医案 1

梁某，女，62岁。患1型糖尿病10年余，每日用胰岛素针剂，血糖得以控制。1年前发现尿中蛋白阳性，持续不降。诊断为糖尿病继发肾炎。半年前查出肌酐、尿素氮明显增高。近1个月来逐渐出现颜面及下肢水肿，乏力殊甚，皮肤瘙痒，恶心欲吐，脘腹胀满，不欲饮食等。近查肌酐442μmol/L，尿素氮19.28mmol/L，二氧化碳结合力17.07mmol/L。现症见患者面色苍白水肿，下肢水肿，按之凹陷不起，小便量少色白，大便不畅，夜寐梦多，心烦急躁，舌胖苔白腻，脉象濡软，按之有力。

【辨证】中阳不足，血分郁热。

【治法】益气行水，凉血化瘀。

【处方】生黄芪30g，荆芥6g，紫苏叶10g，防风6g，白芷6g，生地榆10g，炒槐花10g，丹参10g，茜草10g，白茅根、芦根各10g，冬瓜皮30g，茯苓皮30g，大腹皮15g，槟榔10g，大黄2g。7剂，水煎服，每日1剂。

二诊：服药后小便增多，大便畅行，面肿已消，下肢肿消大半，呕恶减轻，瘙痒尚存。脉仍濡软沉滑，舌苔白腻。继用前法进退。

【处方】黄芪30g，荆芥6g，紫苏叶10g，防风6g，白芷6g，生地榆10g，炒槐花10g，丹参10g，茜草10g，地肤子10g，白鲜皮10g，草河车10g，冬瓜皮10g，大腹皮10g，大黄2g。7剂，水煎服，每日1剂。

三诊：下肢水肿全消，皮肤瘙痒大减，微觉呕恶，脘腹稍胀，舌白苔润，脉象濡滑。再以疏调三焦方法。

【处方】黄芪30g，荆芥6g，紫苏叶10g，生地榆10g，炒槐花10g，丹参10g，茜草10g，青皮、陈皮各10g，木香6g，焦三仙（焦山楂、焦神曲、焦麦芽）各10g，水红花子10g，大腹皮10g，槟榔10g，大黄3g。7剂，水煎服，每日1剂。

四诊：胀消纳增，夜寐梦多，时觉心烦，舌白苔腻，脉象濡滑，按之弦数。证属肝经郁热未清。再以前法，参以清肝方法。

【处方】柴胡6g，黄芩6g，川楝子6g，荆芥6g，防风6g，生地榆10g，炒槐花10g，丹参10g，茜草10g，炒枳壳6g，竹茹10g，竹叶10g，焦三仙各10g，大腹皮10g，槟榔10g，大黄3g。7剂，水煎服，每日1剂。

五诊：药后眠安梦减，大便日2～3行，小便如常，唯觉疲乏，余全平安。近查血肌酐282.9μmol/L，尿素氮10mmol/L，尿蛋白（±）。舌白苔润，脉象濡软，继用前法进退。

【处方】荆芥6g，防风6g，紫苏叶10g，白芷6g，生地榆10g，炒槐花10g，丹参10g，茜草10g，白茅根、芦根各10g，焦三仙各10g，大腹皮10g，槟榔10g，大黄3g。7剂，水煎服，每日1剂。

六诊：后以上方药加减，继服3个月，并控制饮食，每日配合运动，肌酐、尿素氮恢复到正常水平，尿蛋白保持在（±～＋）。

◆ 解析

糖尿病继发性肾炎肾衰，治疗较为困难。因为糖尿病属气虚者多，肾炎肾衰则为郁热，补气则增热，清热则耗气，故为两难。本案即是其例，其水肿的发生，既有气虚不运的一面，又有湿热蕴郁的一面。赵老在治疗中采用两顾之法，一方面重用黄芪补气，另一方面群集疏风化湿、凉血化瘀、利水消肿之品，使补气不碍邪，祛邪不伤正，故投之即收消肿之效。其后数诊，在大法不变的前提下，随症治之，如瘙痒加地肤子、白鲜皮、草河车，腹胀满加青皮、陈皮、木香、焦三仙，夜寐梦多加柴胡、黄芩、川楝子、竹叶、竹茹等，药随症变，症随药消，既以不变应万变——其基本治法始终如一，又有应变之变——有其症用其药，体现了把握病机前提下的辨证论治精神。

◆ 读案心悟

【引自】彭建中.赵绍琴临证验案精选.北京：学苑出版社，1996.

赵绍琴医案 ②

李某，女，34岁。1989年10月29日初诊。患慢性间质性肾炎已10年余，近半年来恶心呕吐，烦躁不安，小便增多，后赴县医院医治，诊断为糖尿病肾病尿毒症，肾性尿崩症。经中西医结合治疗效果不明显，专程从外地来京求赵老医治。现症：面色暗滞，口干且渴，时恶心呕吐，腰酸乏力且痛，小便频数而量较多，大便干结，舌苔黄白且干，脉濡滑且数。化验血：尿素氮37.84mmol/L，肌酐884μmol/L，空腹血糖13.9mmol/L。尿检验：蛋白（＋＋＋），尿糖（＋＋＋＋）。血压180/110 mmHg。

【辨证】湿热蕴结，蓄久化热，深入血分，气阴受损。

【治法】清利湿热，凉血化瘀。

【处方】荆芥6g，防风6g，生地榆10g，赤芍10g，丹参10g，茜草10g，白芷6g，白茅根、芦根各10g，大黄2g。10剂，水煎服，每日1剂。

二诊：服上方药后，症状减轻。又服上方10剂，检验尿素氮18.2mmol/L，肌酐445μmol/L；尿蛋白（＋＋＋），尿糖（＋＋＋）。恶心呕吐未作，腰痛乏力消失，仍心烦梦多，头晕目眩，血压偏高，舌红苔黄且干，脉弦滑且数。再以原方加赭石10g，竹茹10g。

三诊：服上方20余剂，查血尿素氮13.64mmol/L，肌酐318.2μmol/L，空腹血糖10mmol/L，尿蛋白（＋），尿糖（＋＋＋），且口干渴，尿量仍多，脉舌如前。改用益气养阴，凉血化瘀方法。

【处方】黄芪30g，沙参10g，五味子10g，茯苓10g，山药10g，荆芥炭10g，防风6g，白芷6g，生地榆10g，茜草10g，白茅根、芦根各10g，半夏10g，大黄2g。水煎服，每日1剂。

四诊：服药30余剂，原有症状基本消失，饮食二便正常，精神较佳，面色红润，每日早晨1磅牛奶，清淡饮食，仍每日坚持慢步行走2小时，并可以工作半日。查尿素氮10.7mmol/L，肌酐227.1μmol/L；尿蛋白（±），尿糖（±）；血糖5.6mmol/L，血红蛋白100g/L。仍用前法，改上方黄芪为50g，加补骨脂10g，继续服用。

五诊：来京复诊，查血尿素氮11.1mmol/L，肌酐127.8μmol/L；尿蛋白（－），尿糖（－）；空腹血糖4.4mmol/L；血红蛋白95g/L；血压120/80 mmHg。又观察治疗半年余，病情稳定，恢复全日工作，无其他不适，以后定期来京复查取药。

◆ 解析 ～～～～～

◆ 读案心悟

此例患者糖尿病肾病合并尿毒症，两者在治疗上互为矛盾，颇难下手，尿毒症当以清化湿热、凉血化瘀为主，而糖尿病则应以益气养阴、扶正补虚为主。赵老根据患者的舌、脉、色、症及化验指标，综合分析认为，邪气实为主要矛盾，因此先以清化湿热、凉血化瘀去除邪气，待病情稳定后，又以益气养阴、凉血化瘀、分途调理为大法，相互兼顾，取效甚佳，使尿毒症、糖尿病这两个顽症均获得比较满意的疗效。

【引自】彭建中.赵绍琴临证验案精选.北京：学苑出版社，1996.

叶 景 华 医 案

倪某，男，65岁。1999年5月21日初诊。患者糖尿病3年，诊断为2型糖尿病，曾用二甲双胍、格列齐特等。由于用药、饮食不规律，近3年来血糖控制不理想。常感胸闷，口干，不思饮食，大便干结。现症见精神萎靡不振，面色萎黄，下肢水肿，舌质暗，有瘀斑，苔白腻，脉沉细。血压165/83 mmHg。尿检验：蛋白（＋＋＋），24小时尿蛋白定量1.97g。血红蛋白100g/L；血糖10.2mmol/L；尿素氮9.9mmol/L，肌酐115μmol/L。诊断为糖尿病肾病。

【辨证】脾肾气阴两虚，瘀血阻滞。

【治法】健脾益肾，活血。

【处方】何首乌15g，制黄精15g，山药12g，山茱萸10g，玄参30g，生地黄15g，黄芪30g，党参9g，赤芍9g，丹参30g，桃仁10g，葛根15g。水煎服，每日1剂。同时服用格列喹酮、科素亚。

二诊：服药60天后，症状明显减轻，纳食好转，二便正常，血压稳定。尿检验：蛋白（＋），24小时尿蛋白定量0.61g。血糖6.9mmol/L；尿素氮、肌酐恢复正常。自我感觉良好。随访2年，症情稳定。

◆ 解析

叶老认为，糖尿病肾病是糖尿病的后期，脾肾亏虚则侧重于气阴两亏，在治疗上叶老常遵循慢性病的治疗原则，以平为上，多选用平补气阴之品。在扶正的同时，叶老还认识到瘀毒是糖尿病肾病的诱发及加重因素，治疗上始终用活血化瘀之法，可提高临床疗效。

◆ 读案心悟

【引自】尤昭玲，等.肾脏病名家医案·妙方解析.北京：人民军医出版社，2007.

祝 谌 予 医 案

庞某，女，52岁。1992年5月15日初诊。患者患糖尿病15年，高血压5年，蛋白尿伴双下肢水肿3年。患者自诊断为糖尿病以来一直未经系统治疗，血糖、尿糖控制不满意。

1987年发现高血压，血压波动在159～179/100 mmHg。1989年因急性左心衰竭伴双下肢水肿住院，查尿蛋白（＋＋～＋＋＋＋），确诊为充血性心力衰竭，糖尿病肾病。自1991年8月始，因反复感染诱发心衰加重，脑梗死右侧偏瘫，先后3次住院，经多种西药治疗，血糖、血压极不稳定，血糖波动在3.5～14.5mmol/L，曾发生过3次低血糖昏迷。全身高度水肿伴有低蛋白血症，虽每周输白蛋白20～40g，亦未能纠正。

此时求治于祝老。现症见面色苍白，全身水肿，尤以双下肢为甚。乏力神疲，右半身不遂，需人扶持，右手握力差，口干思饮，食欲极差，畏寒肢冷，尿频便溏。舌淡暗，舌下络脉瘀胀，脉细弱。现服用格列喹酮片、卡托普利片、硝苯地平片、呋塞米等多种西药。检验：尿糖（＋＋＋＋），尿蛋白（＋＋＋＋）。

【辨证】阴阳两虚，淤血阻络，脾肾不足，水湿泛滥。

【治法】益气养阴，活血化瘀，通阳利水。

【处方】黄芪50g，生地黄30g，白术10g，苍术10g，丹参30g，葛根15g，山药10g，续断15g，枸杞子10g，桂枝10g，茯苓20g，益母草30g。每日1剂，水煎服。

二诊：服上方药40余剂，1992年7月来信述血糖、血压均较前稳定，血糖5.1～7.0mmol/L，血压150/90 mmHg。体力增加，纳食好转，未再输白蛋白，尿蛋白（＋＋）。以上方加减连续服8个月，1993年2月来信述，疗效显著，食欲极佳，体力精神恢复，可在室内活动，一直未发生急性心力衰竭。近查空腹血糖5mmol/L，尿素氮26.8mmol/L，肌酐186μmol/L，尿蛋白（＋）。目前除全身性水肿之外，余症均不明显。考虑脾肾阳虚，水湿不化为主。易桂附地黄汤合防己黄芪汤培补脾肾，温化水湿。

【处方】防己10g，黄芪50g，白术10g，桂枝10g，熟附子（先煎）10g，生地黄、熟地黄各15g，山茱萸10g，山药10g，牡丹皮12g，茯苓20g，泽泻15g，车前草30g，墨旱莲15g，石韦15g。每日1剂，水煎服。

三诊：服上方药1个月，全身水肿明显消退，但又有食欲下降。仍用初诊方加减治疗。1993年6月通信追访，化验空腹血糖6mmol/L，尿素氮17.9mmol/L，肌酐177μmol/L，血白蛋白34g/L。尿糖（＋），尿蛋白（±～＋）。病情基本稳定。

◆ 解析

◆ 读案心悟

本病中医病机较为复杂，早期多为气阴两虚，瘀血阻络，日久则脾肾不足，虚阳上亢，夹有瘀血，水湿潴留，泛溢肌肤。若进一步发展可成为肾阳衰败，浊毒内停，耗伤气血，水饮不化，上凌心肺之证。本案由于病久失治，发生高血压、急性左心衰竭、脑梗死、低蛋白血症、氮质血症等多种并发症，虽经多种西药救治，均未能满意控制。祝老根据久病及肾、气血虚衰、阴阳俱虚、水湿泛溢之病机特点，始终以培补脾肾、活血利水为主治疗，而达血糖、血压稳定，尿蛋白下降，低蛋白血症纠正，疗效较为满意。

【引自】董振华，等.祝谌予验案精选.北京：学院出版社，2007.

朱 进 忠 医 案

张某，女，67岁。患糖尿病15年，经中西药物治疗曾一度好转，但近6年来，不但不再好转，且在尿中出现了大量的蛋白。2个多月前，又突然出现头晕头胀，心烦心悸，恶心呕吐，食纳奇差，某医始作急性胃炎论治，不效，又改请中医进以柴平汤2剂，诸症均减，停药10天后，诸症又剧，再用柴平汤4剂，不效。乃住某医院进行治疗。住院10天后，血压、血糖、尿糖等明显好转，饮食亦稍增加。但至14天时，突然感到咳喘气短不能平卧，发热，微恶风寒。经过详细检查确诊为肺炎。经用大量抗生素与清热解毒、宣肺定喘中药治疗10天，诸证不减，反而更加严重，且出现水肿尿少，腹水，恶心呕吐。再次确诊为糖尿病性酸中毒、高血压、糖尿病肾病、急性肾衰竭、心肌炎、肺炎、心力衰竭。医院除继续采用西药抢救外，配合清热解毒中药、大黄灌肠等治疗5天，无效。求治于朱老，现症见高热达39.5℃，咳喘，不得平卧，水肿尿少，腹大发胀，频频恶心呕吐，口唇厥冷，心烦失眠，舌苔黄白而腻，脉浮紧促数。

【辨证】气阴大衰，痰湿阻滞。

【治法】滋补脾肾，化痰祛湿。

【处方】附子1g，桂枝1g，甘草1g，生姜1片，大枣3枚，麻黄1g，细辛0.5g，生石膏2g，防己1g。水煎服，每日1剂。

二诊：服药1剂，喘咳稍减，腹胀稍轻。继用1剂，喘咳大减，稍能平卧，尿量增多，恶心呕吐基本消失，体温降至38℃。又服3剂，体温降至37.5℃，咳喘大部消失，水肿腹水几近消退。某医认为药量太轻，故而10倍于量加大，服药2天后病情又加剧。再次诊治，症见腹大水肿，发热咳喘，恶心呕吐，心烦失眠，指（趾）微厥，舌质淡暗，苔黄白，脉浮紧数促。证属表里合邪，外寒内饮，心肾阳虚，水饮射肺，郁而化热。治宜温阳散寒，通彻表里，通利气机。方用麻黄附子细辛汤加味。

【处方】附子1.5g，桂枝3g，生姜3片，甘草3g，大枣5枚，细辛1g，麻黄1.5g，生石膏5g，防己3g，大腹皮3g。水煎服，每日1剂。

三诊：服药2剂，诸症又减。继服6剂，诸症消失，尿素氮、二氧化碳结合力等亦恢复正常，临床病情缓解。

◆ 解析

此例患者病情复杂，证属阳虚阴凝，饮留心下，表里合邪，反以苦寒攻下，病势更甚。《黄帝内经》谓："壮火散气，少火生气。"朱老认为该例患者病情危重，攻补两难，只有"少火生气"，剂量轻微，才能达到其攻补兼施之目的。故用药量轻微，3天后疗效显著；后医不知其理，10倍于量用后，病情又剧，表明确是"壮火散气"；后复用小量用药，循序渐进，则疗效显著，病情得以缓解。

◆ 读案心悟

【引自】朱进忠.中医临证经验与方法.北京：人民卫生出版社，2005.

第九章 紫癜性肾炎

　　过敏性紫癜，是一种较常见的微血管变态反应性疾病。好发于儿童，成人亦可发病。由于病原体感染、某些药物作用、过敏等原因，体内形成IgA或IgG类循环免疫复合物，沉积于小血管而引起血管炎。多为抗中性粒细胞胞浆抗体阴性，主要侵犯皮肤、胃肠道、关节和肾，又称为过敏性紫癜的经典四联症。过敏性紫癜引起的肾损害称紫癜性肾炎。

　　中医学认为，根据紫癜性肾炎的临床表现，可以将其有皮疹时的病症归于中医学的斑疹、瘀斑、肌衄、紫斑或葡萄疫的范畴；有关节疼痛时，可归于中医学的痹症；以腹部疼痛为主要症状时，可归于中医的腹痛范畴；当出现血尿、眼睑肢体水肿等肾病变时，可归于中医学的血尿、溺血或水肿的范畴；病变日久，出现脏腑亏损、正气虚弱等一派虚证表现时，可归于中医学的虚劳范畴。紫癜性肾炎是由于素有血热内蕴，外感风邪，阳有余而阴不足，肝肾阴亏，虚火内生，血随火动，血不循经而见各种血证，久则热伤气阴，气阴两亏，或脾肾气虚，不能固摄。以脾肾气虚、气阴两亏为病变之本，风邪、热毒、血瘀为病变之标。晚期可导致脾肾两亏、浊邪内停而成尿毒之重证。

黄春林医案

岑某，男，7岁。2002年7月29日因"反复红色皮疹、血尿半年余"初次就诊。患者于2002年初开始反复出现红色皮疹、血尿，曾在当地医院及我院住院，诊断为"紫癜性肾炎"，经系统治疗后好转。2002年7月27日患者再次出现双下肢红色皮疹，现仍有少量，双下肢轻度水肿，腰酸耳鸣，舌淡红，苔薄黄，脉沉。2002年7月27日查尿常规示尿蛋白（＋＋），隐血（－）。黄春林教授接诊后，结合病史体征，西医诊断为紫癜性肾炎，中医诊断为尿血。

【辨证】肝肾不足，阴虚血热。

【治法】滋阴补肾，清热凉血。

【处方】六味地黄汤：生地黄10g，茯苓12g，山药12g，泽泻10g，牡丹皮10g，山茱萸10g，小蓟12g，石韦12g，白茅根15g，苏木8g，蒲公英12g，甘草6g。7剂。另服昆明山海棠片。

2002年8月12日二诊：患者双下肢仍轻度水肿，腰酸耳鸣较前缓解，双下肢散在少量红色皮疹，色淡，舌淡，苔薄黄，脉沉细。尿常规示：尿蛋白（－），隐血（＋＋＋）。

【处方】炙麻黄5g，连翘8g，赤小豆15g，茯苓12g，山茱萸10g，山药15g，生地黄10g，牡丹皮10g，泽泻10g，蒲公英12g，石韦12g，白茅根15g，苏木8g，甘草6g。继服昆明山海棠片。

2002年8月19日三诊：患者诉口腔溃疡，舌淡红，苔黄，脉沉。复查尿常规示各项指标正常。

【处方】生地黄10g，茯苓12g，山药12g，泽泻10g，牡丹皮10g，山茱萸10g，小蓟12g，石韦12g，白茅根15g，苏木8g，蒲公英12g，甘草6g。另服维生素B_2、葡萄糖酸锌。

以上方加减服用约3个月后患者病情稳定，双下肢水肿消失，无腰酸耳鸣等不适，未出现口腔溃疡。舌淡红，苔薄白，脉沉。2002年11月24日复查尿常规示各项指标正常。继续守前法治疗。

2003年7月复诊时患者自觉无不适，期间多次复查尿常规未见异常。此后患者恒以上方调理，激素规律减量。随访至2011年底未见复发。

◆ 解析

六味地黄汤为北宋名医钱乙的名方，始见于其所著的《小儿药证直诀》，具有滋阴补肾的功效，黄春林教授常用它来治疗紫癜性肾炎。

六味地黄汤组方严谨合理，方中熟地黄滋阴补肾、填精益髓而生血，但考虑此病与热毒相关，黄春林教授将熟地黄改为生地黄以滋阴凉血；山茱萸补肾养肝，收敛精气；山药健脾补肺兼固精缩尿。此为"三补"用以治本。泽泻利水通淋泻肾火，牡丹皮凉血化瘀清肝火，茯苓健脾和中渗脾湿。此为"三泻"用以治标。辅以苏木活血通络，考虑补益药物偏于温补，故予蒲公英、白茅根清热解毒，石韦、小蓟凉血止血。上述诸药合用，共奏益气健脾补肾、祛湿活血之功。以补肾为主，且注重阴中求阳，阴阳双补；同时调补脾、肝二脏，且扶正同时兼顾祛邪，针对紫癜性肾炎的不同环节综合治疗，故临床应用效佳。

【引自】刘旭生，等. 黄春林教授肾病医案医话集. 广州：广东科技出版社，2012.

李 振 华 医 案

王某，男，41岁。2006年6月27日初诊。腰痛伴皮肤紫癜10个月，加重1周。10个月前，腹泻后静脉滴注左氧氟沙星后出现双下肢皮肤紫癜，腰痛。

尿常规示：尿蛋白（＋＋），红细胞（＋＋）。诊断为"紫癜肾""过敏性紫癜"。予泼尼松60mg口服，后转入我科，行肾穿刺示"紫癜肾ⅡB"弥漫系膜增生。8周后紫癜消失，尿蛋白转阴，撤减激素，现服用每日3片。现症：紫癜复出，腰部胀痛，查尿常规：红细胞3～4个/HP，24小时尿蛋白定量2.10g；肾功能：尿素氮40.43mmol/L，血肌酐84μmol/L；舌本红，舌苔黄腻，脉细。诊断：紫癜（紫癜性肾炎）。

【辨证】湿毒壅盛，血热妄行。

【治法】清热利湿，解毒活血。

【处方】四妙散合金氏肾炎汤加减：苍术9g，薏苡仁20g，黄檗9g，牛膝9g，金银花20g，连翘9g，赤小豆12g，地榆12g，槐花12g，马齿苋20g，大蓟、小蓟各12g，当归9g，白头翁9g，白茅根20g，茜草10g，炙甘草6g。

复诊：服药后，皮肤紫癜尽退，无皮肤瘙痒，腹痛腹泻每日3～5次。查尿常规：尿蛋白微量，红细胞1～3个/HP。续用中药，每日2次。随访临床症状完全缓解。

◆ 解析

紫癜肾（过敏性紫癜）一般早期多为热毒内蕴，经脉痹阻，以实证为主，当辨热毒、血瘀、风邪的偏盛；病至后期，则多表现为脾肾虚衰，血脉瘀阻之象，转以正虚为主，当辨气虚、阴虚、阳虚、气阴两虚之不同。在过敏性紫癜损害肾的过程中存在由实转虚的过程，而病理所见Ⅱ级、Ⅲ级者已经以虚证为主。李老认为，本病多辨证为血热妄行或脾失统摄而致血溢脉外，而此病谨守病机，辨证湿热为甚，热毒壅盛，故宜清热利湿、解毒活血。

【引自】王丽敏. 肾病效验录. 北京：学苑出版社，2013.

◆ 读案心悟

朱良春医案

陆某，男，9岁。1978年2月13日初诊。高热后臀部及两下肢透发紫癜，伴见酱油状血尿，在某医院住院，诊为"过敏性紫癜——肾型"，经过抗过敏、抗感染，使用激素、维生素及对症治疗，有所好转，但不稳定，紫癜与血尿仍时轻时剧。患儿家长要求中医会诊。面如满月，时有烘热感，口干欲饮。臀部与两下肢有散在瘀点，色紫红，按之不退。尿检：蛋白（＋＋），白细胞（＋），红细胞（＋＋），透明管型少许。大便干结，苔少舌红，脉数。

【辨证】内热炽盛，迫血妄行，外溢肌肤，内渗于肾。

【治法】清热解毒，凉血消瘀。

【处方】生地黄12g，水牛角15g，牡丹皮10g，小蓟10g，生大黄5g，枸杞子10g，墨旱莲10g，炙僵蚕5g，甘草3g。4剂。

1978年2月20日二诊：药后烘热口干显减，紫癜逐渐消退。尿检：蛋白少量，红细胞、白细胞各（＋）。苔薄，舌红稍减，脉小数。内热见挫，血已循经，原法损益。上方去生大黄，5剂。

1978年2月28日三诊：精神颇好，紫癜已消，未再续透。苔薄，脉较平。瘀热渐清，肾损害未复，继当益肾培本。

【处方】生黄芪12g，怀山药12g，潞党参9g，全当归6g，白花蛇舌草15g，仙鹤草12g，益母草15g，木槿花6g，甘草3g，大枣5枚。7剂。

1978年3月6日四诊：尿检基本正常，精神亦好，苔薄，脉细。症情稳定，唯体虚未复。再为培益，以善其后。上方去木槿花，加菟丝子9g，覆盆子9g。7剂。

1978年8月3日随访：精神甚好，紫癜、血尿未再作。

◆ 解析

内热炽盛，迫血妄行型，一般以犀角地黄汤为首选之代表方。因该方是清热解毒、凉血止血、化斑散瘀的名方，随证加味，屡收佳效。以水牛角代犀牛角，不仅价格低廉，而且疗效亦好，它既可缩短凝血时间，又能提升血小板，用于本症，殊为切合。生地黄、牡丹皮、小蓟凉血止血。大黄泻热毒、行瘀血，长于止血，并有升高血小板之作用。僵蚕《别录》中称其能"灭诸疮瘢痕"，用之可以促使紫癜加速消退，确有良效。血热炽甚者，可加地榆以增强凉血止血、清热解毒之功。紫癜肾病的紫癜控制后，而肾功未复者，仍当以益气养血之品，以益肾培本。邪去正虚，脾虚气弱者，又宜培益脾肾，以治其本。

【引自】朱良春. 中国百年百名中医临床家丛书——朱良春. 北京：中国中医药出版社，2001.

◆ 读案心悟

刘星元医案

王某，女，60岁。1975年2月4日初诊。患者因败血症合并肾盂肾炎住院，西医检查肾功能不全，体温时高时低40余天，经常在40℃以上，经用各种消炎杀菌退热药物，始终无效。感染长期存在，病情十分危急，已输血200mL。请中医会诊：脉象左手微弱，右手来去无序。口腔生有溃疡，舌质光红无苔，舌上有大片的溃疡面。口干渴而不欲饮水。口不知味，不思饮食。自感胃中热盛，大便四五天不解，小便一昼夜3次。口唇紫黑，脑鸣失眠心悸，视物均为黄色。下肢发冷，虽经常发热，但没有一点汗液，胸部皮肤有红疹。

【辨证】 热在血分。

【治法】 清血热。

【处方】 犀角地黄汤加味：犀牛角（代，另煎兑入）4.5g，生地黄15g，牡丹皮9g，玄参9g，麦冬9g，杭白芍12g，金银花15g，甘草9g。2剂。每日1剂。

1975年2月6日二诊：服药后，全身出汗1次，大便1次，发热停止，体温降至正常。患者自感周身舒服，但疲乏无力。口腔溃疡好转，胸部红疹不见，口唇紫黑大退。舌红减轻，脉左手沉弱，右大于左。根据脉证，改处方。

【处方】 当归6g，生地黄6g，麦冬6g，远志6g，柏子仁6g，酸枣仁9g，丹参6g，玄参6g，党参6g，茯苓4.5g，桔梗4.5g，五味子1.5g。3剂。每日1剂。

1975年2月9日三诊：发热消失，精神好转，饮食有味，舌上微有薄苔，溃疡消退，脉缓弱。2月6日处方，3剂。隔日1剂。

1975年2月15日四诊：食睡均佳，二便自如，舌质微红，脉左寸稍弱。补心丸10丸，每日2丸。

◆ 解析

此病初诊时为热在血分，血与气不相接续，急需清血热使与气接，刘老选用了犀角地黄汤加味。犀角地黄汤，治热伤血分。犀角（代）清心，去火为本；生地黄凉血，又生新血；白芍敛血，止血妄行；牡丹皮破血，以去血瘀。加味麦冬、玄参，增液滋阴；金银花、甘草，清热解毒。所以选用这个方子，加上这几味药的根据，是按照温热病的原理和法则而进行的。温热病，是以卫、气、营、血作为病变的发展阶段而辨证论治的。

【引自】 王森.刘星元医案医论.北京：学苑出版社，2006.

◆ 读案心悟

第十章　狼疮性肾炎

　　狼疮性肾炎是指系统性红斑狼疮合并双肾不同病理类型改变的免疫性损害，同时伴有明显肾损害临床表现的一种疾病。系统性红斑狼疮的肾损害称为狼疮性肾炎，发病率国外统计为50例/10万人，中国统计为70例/10万人。几乎所有的狼疮性肾炎患者都存在肾组织受损的组织学、免疫病理及超微结构的改变。本病有热带地区、中国南方沿海地区发病率增高倾向，女性常见，男女比例1∶（7～9.5）。

　　中医对此病早有认识，中医文献记载的"阴阳毒""温毒发斑""水肿""腰痛""虚劳"等描述与本病相类同。如《金匮要略》云："阳毒之为病，面赤斑斑如锦纹，咽喉痛，吐脓血""阴毒之为病，面目青，身痛如被杖，咽喉痛"。与本病的皮肤损害颇为一致。对水肿的描述，《黄帝内经》和《金匮要略》分别记载的"水病""水气""正水""石水""风水"，较为全面地反映了水肿的表现。当胸腔积液出现又称之为"悬饮"。根据狼疮性肾炎的临床表现，一般将本病归属于中医学的"阴阳毒""温毒发斑""水肿""虚劳"等范畴。当头晕、高血压、心悸、肾功能不全或衰竭时，亦可按"虚劳""眩晕""心悸"论治收效。

龚丽娟医案

章某，女，27岁。中医诊断：阴阳毒；西医诊断：系统性红斑狼疮，狼疮性肾炎。2012年5月11日初诊。系统性红斑狼疮病史10余年，近期出现肾损害。既往服激素治疗，现已停服。刻诊：面部红斑明显，呈蝶形分布，伴瘙痒难忍，背部、手臂、足掌常发皮疹，苔黄质红，脉细滑。查抗ds-DNA（＋），SSA（＋），尿蛋白（＋＋）。拟从营血伏毒，肝肾阴虚，风邪遏表治疗。

【辨证】热毒内陷，耗伤阴血。

【治法】清营凉血。

【处方】犀角地黄汤加减：水牛角片（先煎）20g，赤芍12g，牡丹皮10g，生地黄15g，玄参12g，熟大黄5g，地肤子20g，紫草15g，漏芦15g，地龙10g，苦参10g，鬼箭羽15g，露蜂房10g。14剂，水煎服。

2012年5月25日二诊：药后两颧部红斑减轻，仍瘙痒，大便偏溏，苔黄质红，脉细滑。原方去熟大黄，加凌霄花10g，制黄精10g，白鲜皮15g，土茯苓20g。14剂，水煎服。

2012年6月22日三诊：颧部红斑基本向愈，留有色素褐斑，纳食正常，大便偏溏，月经后期，苔黄质红，脉小滑。查尿蛋白（－）。原方去黄精、白鲜皮，加党参15g，炒白术12g，怀山药12g。28剂，水煎服。此后守方加减善后，未再复发。

◆ 解析

方中熟大黄、紫草、凌霄花、鬼箭羽泻火解毒，凉血破血；漏芦、露蜂房清热解毒；地肤子、白鲜皮、苦参、黄檗、土茯苓清热解毒，湿止痒。风盛则痒，其中白鲜皮、地龙、凌霄花兼能祛风。该病日久，势必伤阴耗血，

◆读案心悟

损及肝肾，故配黄精、玄参、生地黄等养阴清
热，在凉血解毒的基础上，兼顾其本。服药两
月余，面颧部红斑基本向愈，继用上法加减，
健脾益肾以稳定巩固，临床告愈。

【引自】盛梅笑．龚丽娟治疗肾病临证实录．北京：人民卫生出版社，
2014.

邹 燕 勤 医 案

孙某，女，32岁。2006年4月12日初诊。主诉：面部红斑、尿沫增多3个
月。病史：患者3个月前因面部红斑、尿中泡沫增多至外院检查，确诊为系统性
红斑狼疮，并行肾穿刺活检，诊断为Ⅳ型狼疮性肾炎，目前用泼尼松35mg/d。
刻下：面部红斑隐现，纳差，下肢乏力，大便日行1～2次，质软，苔薄白，
脉细。血生化：总蛋白70.4g/L，白蛋白33.70g/L，球蛋白36.68g/L。尿常规：
蛋白（＋＋），隐血（＋＋＋），24小时尿蛋白定量0.57g。诊断为狼疮性肾
炎（Ⅳ型）。

【辨证】证属气虚湿热。

【治法】健脾益肾，清利湿热。

【处方】生黄芪30g，太子参20g，炒白术20g，生苡仁20g，茯苓皮30g，
制僵蚕10g，全蝎3g，蝉蜕6g，石韦15g，白花蛇舌草20g，蛇莓20g，玉米须
30g，车前子（包煎）30g，炒山药20g，炒芡实20g，焦谷芽、焦麦芽各20g，
焦山楂、焦神曲各15g。

2006年5月9日二诊：有时膝、踝关节疼痛，鼻衄，胃纳尚可，大便偏
干，苔薄黄，脉细，24小时尿蛋白定量0.2g。证属热毒瘀结。治拟活血清热
为主。

【处方】青风藤20g，鸡血藤20g，川续断15g，宣木瓜10g，太子参20g，
生黄芪30g，生薏苡仁20g，茯苓20g，制僵蚕15g，全蝎3g，蝉蜕6g，制苍
术12g，白花蛇舌草15g，蛇莓15g，车前子（包煎）30g，制大黄6g，白茅根
30g。

2006年6月8日三诊：腹部隐痛，大便日行1～2次，质软，苔淡黄，脉

细。尿常规：蛋白（－），隐血（＋＋）。

【处方】 生黄芪50g，炒白术10g，生薏苡仁20g，茯苓20g，枳壳10g，青皮、陈皮各10g，佛手10g，白花蛇舌草30g，蛇莓15g，制僵蚕10g，白茅根30g，仙鹤草20g，景天三七15g，茜草15g，台乌药6g，荠菜花20g，瞿麦20g，萹蓄20g。

2006年7月9日四诊：自觉怕热，余无不适感，苔薄黄，脉细。尿常规（－）。血生化：总蛋白76.6g/L，白蛋白41.5g/L，球蛋白35.1g/L。证属气阴不足，湿热内蕴。治拟益气养阴、清利湿热。

【处方】 太子参20g，生黄芪30g，炒白术10g，生薏苡仁20g，茯苓20g，制僵蚕10g，全蝎3g，蝉蜕6g，石韦15g，猫爪草10g，白茅根、芦根各20g，车前子（包煎）30g，陈皮10g，谷芽、麦芽各20g，白花蛇舌草20g，蛇莓20g。

◆ **解析**

◆ **读案心悟**

患者初诊时纳差便软，下肢乏力为脾肾气虚；面部红斑为阴虚血热；治疗拟益气养阴，清热解毒。方中黄芪、太子参益气养阴，配炒白术、炒山药、炒芡实以健脾助运；配生薏苡仁、茯苓皮、玉米须、车前子以淡渗利水；制僵蚕、全蝎、蝉蜕祛风通络以消蛋白尿；焦谷芽、焦麦芽、焦山楂、焦神曲助胃纳而防虫类药损伤胃气；石韦清热利湿减轻蛋白尿；白花蛇舌草、蛇莓清热凉血解毒；蛇莓为蔷薇科植物蛇莓的全草，甘苦、寒，有毒，有清热凉血、消肿解毒作用，外用内服皆可，常用于治疗热病、惊痫、咽喉肿痛、痈肿及蛇虫咬伤和烫火伤。邹老经验常用之与白花蛇舌草相配伍治疗系统性红斑狼疮，取效良好。全方虚实兼顾，攻补兼施。

二诊时出现关节疼痛，鼻衄，便干，尿蛋

白已正常。方中增青风藤、鸡血藤、川续断、木瓜、制苍术祛风湿以通痹，制大黄通便，白茅根凉血止血以对症治疗。三诊时腹部隐痛，尿隐血为主要临床表现，方中配用枳壳、青皮、陈皮、佛手、台乌药理气止痛；仙鹤草、景天三七、茜草、荠菜花、瞿麦、萹蓄清热利湿，凉血止血。四诊时患者已无明显不适，尿常规、血浆白蛋白已恢复正常，故治疗以益气养阴，清利湿热大法巩固善后。本案治疗过程中，在凉血解毒、活血利湿的同时，始终重视顾护脾胃运化功能，故治疗方案得以顺利坚持，临床症状及生化指标恢复正常。

【引自】周恩超，等. 邹燕勤中医肾病临床求真. 北京：人民卫生出版社，2014.

赵 绍 琴 医 案

毕某，女，12岁。1990年7月5日初诊。患者自1989年因感冒发热之后10余天，出现双眼睑水肿、血尿，查尿蛋白（＋＋＋＋），尿中红细胞满视野。当地县医院以肾病综合征收住院，用激素治疗20余天无效，转诊于北京某医院肾内科，查得狼疮细胞，确诊为狼疮性肾炎。用大剂量激素配合化疗（环磷酰胺每天0.15g）治疗8个月仍无效，并出现高血脂、肝肾功能损害，特求赵老医治。现症见全身水肿，面色㿠白，咽痛，恶心呕吐，失眠梦多，血尿不止，舌苔白厚腻，脉滑细数。实验室检查：尿蛋白（＋＋＋＋），尿红细胞30～50个/HP，尿隐血（＋＋＋）；血胆固醇25.7mmol/L，血尿素氮10.7mmol/L，血肌酐309.4μmol/L，血清谷丙转氨酶85U/L。B超报告：肝大，双肾弥漫性病变。

【辨证】 热郁营血，气机不畅。

【治法】 清热凉血，活血通络。

【处方】 荆芥炭10g，防风6g，白芷6g，紫苏叶10g，丹参10g，茜草10g，白茅根、芦根各10g，小蓟10g，焦三仙各10g，大黄1.5g。7剂，水煎服，每日1

剂。

二诊：服药7剂，呕吐未作，水肿见轻，血尿止，仍睡眠较差。尿化验：蛋白（＋＋），隐血（＋＋）。仍以前方加生地榆10g，炒槐花10g。水煎服，每日1剂。

三诊：服上药20余剂后，水肿消失，尿化验转阴，仍用凉血化瘀方法。

【处方】荆芥炭10g，防风6g，生地榆10g，炒槐花10g，丹参10g，赤芍10g，茜草10g，生地黄10g，茅根、芦根各10g，小蓟10g，焦三仙各10g，大黄1.5g。水煎服，每日1剂。

四诊：服用上方30剂，无不适感，尿检（－），血检验：谷丙转氨酶19U/L，尿素氮2.36mmol/L，肌酐61.8μmol/L，血胆固醇5.31mmol/L，DNA及抗DNA抗体均阴性。激素已停，痊愈出院。

◆ 解析

系统性红斑狼疮而致肾损害，是一种比较难治的病症，中西医对此病均感较棘手。此患者出现高度水肿、严重血尿，用激素冲击疗法和化疗等治疗8个月余无效，并出现肝肾功能损害、血脂增高等并发症，无奈转诊赵老。赵老用凉血清热、活血通络之法治疗，用药1周，尿蛋白开始下降；服药4周，血尿止，水肿消失，尿蛋白阴转；又服药30余剂临床症状消失，化验检查恢复正常指标。本患者原治疗方法是采用绝对卧床休息、高蛋白、高营养，接受赵老治疗方案后，采用限制蛋白进入量、清淡饮食、走路锻炼等，配合治疗3个月，痊愈出院。半年后来京复查，未复发。1年后又来复查，化验指标全都正常。

【引自】彭建中.赵绍琴临证验案精选.北京：学苑出版社，1996.

◆ 读案心悟

朱进忠医案

冯某，女，25岁。患系统性红斑狼疮4年多，经用西药治疗后，发热水肿已经基本得到控制，但每于激素减量时，即出现发热身痛，近2个多月余又出现心率加速，下肢水肿，心烦喜哭。尿检：蛋白（＋＋），红细胞2.6个/HP，白细胞2.7个/HP。虽然继续增加激素用量及中药益气养阴、除湿清热之剂，仍然效果不够明显。现症见心胸烦乱，纳食不香，头晕头痛，下肢水肿，舌苔白，脉滑而沉。

【辨证】痰火郁结。

【治法】疏肝理气，化痰泻火。

【处方】柴胡15g，瓜蒌30g，生姜10g，甘草10g，大枣12枚，黄芩10g。水煎服，每日1剂。同时配合肾康灵，1次4粒，1日3次，空腹时服。

二诊：服药12剂，心烦心悸、水肿均减，面色正常，红斑消失，尿检：蛋白（＋），红细胞1～3个/HP，白细胞阴性。继服上方1个月，诸症消失，尿常规化验阴性，肝功能正常，心电图正常，临床缓解。

◆ 解析

某医云：小柴胡汤加减治疗红斑性狼疮的心、肝、肾损害，吾未闻也，请明示之。朱老答曰：微妙在脉，不可不察。察什么？察阴阳，察脏腑，察先后。今脉沉而滑，说明本病乃为痰火在先，又思仲景《伤寒论》云："若胸中烦而不呕者，去半夏、人参，加瓜蒌1枚。"故而以理气化痰之剂，即小柴胡汤加减而取得良效。

【引自】朱进忠.中医临证经验与方法.北京：人民卫生出版社，2005.

◆读案心悟

周仲瑛医案

李某，女，32岁。1999年3月3日初诊。患者有系统性红斑狼疮病史10余年，7年前发现狼疮性肾炎，曾用泼尼松治疗，最大剂量用至100mg/d，目前维持量30mg/d。1个月前静滴环磷酰胺0.6g/d（共7天）引起严重脱发。2月28日尿化验：蛋白（＋），隐血（＋＋），脓细胞（＋＋）。现症：满月脸，形体较胖，头发稀疏，面部潮红有灼热感，腰酸，小便浑浊并有黏膜沉淀，尿泡沫不显，头晕，乏力，不耐久坐，腰脊疼痛，空腹时胃脘不适，有饥饿感，阴道有痒感，带下色黄量多，月经常延期，量少，经行小腹不适。1周前曾患带状疱疹，目前仍痛。舌苔淡黄，中后部腻，舌质红，脉细。

【辨证】肝肾亏虚，下焦湿热，脾胃不和，风毒痹阻。

【治法】补益肝肾，清利湿热，调理脾胃，祛风解毒。

【处方】苍术10g，黄檗10g，苦参10g，苍耳子10g，淫羊藿10g，太子参10g，生地黄12g，薏苡仁12g，草薢15g，生黄芪15g，制黄精15g，地肤子15g，青风藤15g，茜草15g，鬼箭羽15g，土茯苓20g。水煎服，每日1剂。

二诊：服药后1周，带状疱疹消失，上方稍作损益，连续服用，每日1剂。

三诊：患者逐步撤减激素，到2000年3月下旬激素已全部撤完，病情稳定，满月脸逐渐恢复正常，体重已下降4kg，小便转清，尿化验正常，唯月经周期难定，面部偶发红疹，舌苔黄腻，舌质红，脉细。证仍属肝肾亏虚，湿热瘀郁不尽，久病络瘀，乃转以调补肝肾为主。

【处方】山茱萸10g，牡丹皮10g，茯苓10g，泽兰10g，黄檗10g，苍术10g，凌霄花10g，当归10g，生地黄15g，山药15g，狗舌草15g，鬼箭羽12g，制黄精12g，漏芦12g，土茯苓20g，萆薢20g。水煎服，每日1剂。

2000年10月四诊：月经周期正常，面容恢复常态，新发长出，已无稀疏之憾，多次尿化验及肝肾功能检查均正常，平素稍有疲劳感。病情告愈，嘱隔日服1剂以巩固疗效。目前仍在巩固治疗中，偶来得诊，诉无任何不适，精神状态较佳。

◆ 解析

本例患者久病肝肾不足、脾胃素虚、阴血耗损为本，下焦湿热、风毒痹阻、络热血瘀为标。治疗分为两个阶段，先以治标为主，兼以培补正气，用二妙丸为基础，佐以清利下焦湿热及祛风解毒、清透瘀热共治为标，而少配黄芪等辅助正气，固护脾胃。俟标证缓解后，则专以六味地黄丸合黄精、当归培补肝肾之本，二妙丸、狗舌草、土茯苓、萆薢等祛未尽之湿热邪气，久病络瘀再佐入化瘀通络之药。整个治疗过程中标本主次分明，辨证准确，选药精当，因此病情虽繁杂顽固，仍获佳效。

【引自】王丽敏. 肾病效验录. 北京：学苑出版社，2013.

钟 嘉 熙 医 案

李某，女，12岁。1993年2月20日初诊。患儿1992年10月22日因无明显原因出现发热、口腔溃疡、关节疼痛、水肿等，在某医院确诊为系统性红斑狼疮，经用泼尼松（每天60mg）等药物治疗后，关节疼痛明显减轻，但口腔糜烂及发热不退，水肿加重，转求钟老诊治。现症：发热（体温38.5℃），午后为甚，微微恶寒，颜面及双下肢水肿，满月脸，水牛背，极度衰弱，不能行走，汗出，舌质暗红，苔黄白相间、略腻，脉弦细略数。检查：抗ds-DNA抗体阳性，红细胞沉降率121mm/h，血红蛋白80g/L；尿化验：蛋白（＋＋＋＋），管型（＋＋），24小时尿蛋白定量5.6g。

【辨证】邪伏阴分，耗伤气阴。

【治法】清热解毒，养阴和胃透邪。

【处方】青蒿（后下）10g，黄芩10g，大青叶20g，太子参20g，秦艽12g，白薇10g，地骨皮15g，玉米须20g，蝉蜕6g，岗梅根20g，桔梗10g，甘草6g。

水煎服，每日1剂，连服14剂。西药泼尼松按量逐减。

1993年3月6日二诊：患者发热已退，精神好转，舌边尖略红，苔薄黄，脉弦细数。上方去青蒿、大青叶、岗梅根、桔梗，加黄芪15g，鸡血藤15g，乌梢蛇12g。水煎服，每日1剂，再进12剂。

3月19日三诊：又见低热，但精神好转，胃纳尚可，舌质偏红，苔薄干，脉弦细数。复查血红蛋白104g/L，尿化验：蛋白（＋＋），24小时尿蛋白定量为0.153g。病情好转，但低热又起，为余邪未尽，进补太早之故，遂以养阴、解毒透邪为主治疗。

【处方】青蒿（后下）6g，鳖甲（先煎）30g，牡丹皮3g，生地黄12g，黄芩12g，大青叶15g，白薇12g，地骨皮15g，玉米须30g，蝉蜕6g，甘草6g。

水煎服，每日1剂。

在此方基础上加减治疗半年，复查尿阴性，红细胞沉降率28mm/h。患者激素已减至每天15mg，诸症消失，精神如常，活动自如，重新回校上课。随访至2001年5月未见复发。

◆ 解析

钟老认为，狼疮性肾炎多以阴虚为本，邪热内伏为标，与现代研究其细胞免疫功能低下、体液免疫功能亢进相一致，为难治之病，病程长，常累及终生。临床经积极治疗病情趋于稳定后，仍时有口干、低热、心烦、关节痛、月经不调等。常用青蒿鳖甲汤加白薇、地骨皮等微苦芳香清热透络之品，养阴常用女贞子、墨旱莲、玄参等透邪之品，达扶正而不助邪，并时时给邪以出路，使病得以治愈。

【引自】张胜容. 名中医肾病绝技良方. 北京：科学技术文献出版社，2009.

◆读案心悟

第十一章 尿酸性肾炎

尿酸性肾病又称痛风性肾病，其发病机制为尿酸排泄减少和（或）嘌呤代谢障碍，导致尿酸盐在肾沉积、结晶，形成肾间质的炎症及尿酸结石，晚期可导致间质纤维化及肾衰竭。其防治除低嘌呤饮食、禁酒、大量饮水、碱化尿液及对症治疗外，西医主要是应用别嘌呤醇等抑制尿酸生成药，但对肾功能减退者，病情常难逆转，且易于产生发热、皮疹、肝肾功能损害、胃肠道反应等不良反应，长期服用有一定的困难，因此目前多强调中西结合治疗。

本病属于中医学"白虎历节""淋证""腰痛""痹证""肾劳"等病证范畴。中医学认为，湿热、瘀血、痰浊三者交阻为患，彼此加重，互为因果，导致病情反复发作，缠绵难愈。病变初期多以邪实为主，可见湿热阻络、湿热伤肾等证；病程日久，湿热阻滞气血，生痰成瘀，可见痰瘀互结证；病情进一步发展，邪气壅盛，正气日渐衰败，病至后期可见气阴两虚、脾肾衰败之证。

陈以平医案

施某，男，50岁。1987年11月15日初诊。患尿酸性肾病已6年余，每年冬天痛风性关节炎均会发作，近来查血肌酐120μmol/L，尿素氮9.0mmol/L，血尿酸660μmol/L，血压160/110 mmHg，尿蛋白（＋），24小时尿蛋白定量1.2g，血脂正常，双下肢轻度凹陷性水肿，感疲乏，偶有腰酸腹胀，舌苔白腻，脉弦滑。

【辨证】脾肾亏虚，水湿适化无权。

【治法】培补脾肾，运化水湿。

【处方】黄芪60g，薏苡仁30g，土茯苓30g，苍术15g，白术15g，川厚朴9g，石韦30g，枸杞子20g，当归12g，仙茅15g，益母草30g，佛手9g，砂仁3g，莲子肉15g，莱菔子9g，车前子（包煎）30g。

水煎服，每日1剂，早、晚分服。

二诊：药后水肿渐消，尿蛋白（＋），于上方去车前子、益母草、莱菔子，加黄精15g，制大黄15g，继续服3个月。

三诊：复查血肌酐89μmol/L，尿素氮7mmol/L，血尿酸320μmol/L，尿常规正常。上方续服用。患者一直坚持中西医结合治疗，随访至今已13年，肾功能一直在正常范围，尿常规蛋白（±～＋），24小时尿蛋白定量0.5g，血压正常。

◆ 解析

中医学认为脾虚不能运化水湿，肾虚湿浊留滞关节而发为痛风，湿浊蕴结肾络则发为水肿、虚劳。所以，治疗尿酸性肾病多以治病必求其本为原则，治则当以培补脾肾为主，兼以渗化水湿，

◆ 读案心悟

多以左归丸或参芪地黄汤加减。由于尿酸性肾病是以肾间质损伤为主，活血化瘀非常重要，所以方中常加用活血化瘀之药。利湿药有利于尿酸的排泄，常选用土茯苓、虎杖、汉防己等。

【引自】陈以平.肾病的辨证与辨病治疗.北京：人民卫生出版社，2003.

吕宏生医案

张某，女，44岁。患系统性红斑狼疮11年，服用泼尼松及中药治疗至今，近3个月余因水肿较重而常自服呋塞米以减轻水肿，引起两足大趾骨关节及右手示指指骨出现痛风结石，局部红肿疼痛，至某医院误诊为手指脓肿，做手术切开取出黄色分泌物后，当晚出现高热，全身关节肌肉痛如锥刺，腰痛如折，尿时刺痛，排便困难。表情痛苦，类库欣综合征面容，右手示指红肿，足大趾跖关节附有硬结样痛风石。尿常规：蛋白（＋＋），红细胞（＋＋），尿酸盐结晶（＋＋）；血常规：血红蛋白100g/L，红细胞计数3.4×10^{12}/L，白细胞计数13.2×10^9/L，中性粒细胞0.88，淋巴细胞0.12。血生化：尿素氮18.6mmol/L，肌酐444μmol/L，尿酸786.3μmol/L，二氧化碳结合力16.9mmol/L。

【辨证】热毒阻络。

【治法】清热通淋，逐瘀通络。

【处方】生石膏100g，知母、川牛膝、红花、赤芍各15g，瞿麦、萹蓄、石韦、车前草、土茯苓、草薢、鸡血藤、滑石粉各30g，甘草6g。

名医小传

吕宏生，男，主任医师，教授，全国中医肾病专业委员会委员，河南省中药行业协会技术委员会委员，曾师从全国著名肾脏病专家钱桐苏教授，为全国名老中医吕承全教授学术继承人。在肾病综合征、慢性间质性肾炎、急慢性肾功能衰竭方面积累有丰富经验，对糖尿病肾病、慢性肾炎、肾移植排异反应等的治疗有独到之处。

水煎服，每日1剂，早、晚分服。服至3剂，热退，身痛减轻，小便量增多，守上方将石膏减至30g，加大黄10g，继服9剂，全身疼痛缓解，小便利。复查尿常规：尿蛋白（＋），红细胞5～8个/HP，白细胞0～2个/HP；血生化：尿素氮12.7mmol/L，血肌酐238μmol/L，血尿酸461μmol/L，二氧化碳结合力18.8mmol/L。

◆ 解析

◆读案心悟

急性尿酸性肾病因湿浊热毒郁于营血，最易阻滞气血的运行而致瘀血证，经络痹阻，以腰痛、关节肌肉疼痛最为常见，骨关节和耳郭所附痛风石，亦由气血瘀阻，痰浊结聚所致。痛风夹瘀者，其舌质多色紫或暗，脉多沉、弦、涩，治疗宜宗"治风先治血，血活风自灭"之旨，在清利湿热、通淋泄浊基础上，酌情配伍活血逐瘀、通经活络之品。

【引自】吕宏生.急性尿酸性肾病的辨证论治.中国医刊，2000，35（1）：41-42.

王 铁 良 医 案

李某，男，52岁。2003年1月8日就诊。患痛风肾2年，平素经常服用别嘌醇片控制病情。近1周足趾关节麻、痛加重而就诊。诊见：右足趾麻木、疼痛，腰酸腿软，头晕，时有耳鸣，周身乏力，活动后明显，夜尿频多，纳少，便溏，舌质淡紫，苔白，脉沉细。尿常规检查：蛋白（＋＋），少量红细胞，尿素氮8.23mmol/L，血肌酐195.47μmol/L，血尿酸724μmol/L。

【辨证】脾肾两虚，湿浊不化。

【治法】益肾健脾，利湿化浊。

【处方】黄芪30g，党参15g，麦冬15g，山药15g，山茱萸15g，茯苓30g，威灵仙20g，薏苡仁20g，淫羊藿20g。

水煎服，每日1剂，早、晚分服。连服3周，症状明显减轻，服药1个月时症状改善。肾功能检查：尿素氮7.02mmol/L，血肌酐154μmol/L，血尿酸531μmol/L。此后，又随症加减，连续服药2个月，病情得以控制。

◆ 解析

王老认为，本病多为本虚标实，虚实夹杂之证。本虚当为脾虚、肾虚，标实当为风、湿、热、浊瘀阻滞为其特点，初期病变多在关节经络，故患者多以发作性关节红肿疼痛为主要表现，肾病变多不明显。发展到中晚期即出现明显的肾损害，尿检常有明显的尿蛋白和血尿，甚至出现轻度肾功能不全。由于病情迁延，耗伤正气，临床表现为虚实夹杂之候，治疗上宜攻补兼施，即补益脾肾，顾护正气，阻止病情发展，利湿泄浊，祛风通络。

【引自】王丹.王铁良主任医师辨治尿酸性肾病的经验.吉林中医药，2004，25（1）：10-11.

◆ 读案心悟

黄春林医案

余某，男，59岁。因反复关节疼痛，多次查血尿酸升高，被诊断为痛风性关节炎，并痛风性肾炎，慢性肾功能不全，肾衰竭期。1997年10月9日来诊，查血肌酐480μmol/L，血尿酸520μmol/L，血尿素氮22mmol/L。

【辨证】脾肾气虚，湿浊瘀阻。

【治法】健脾益气，利湿降浊。

【处方】党参30g，黄芪45g，枸杞子15g，何首乌20g，大黄25g，丹参

20g，秦皮15g，车前草20g，土茯苓20g，淫羊藿20g，苍术12g，薏苡仁45g，稀莶草15g，芫花1.5g。

水煎服，每日1剂，早、晚分服。嘱服小苏打1～2g，每日3次，并限制高嘌呤和蛋白饮食等。至1997年12月底复查，血尿酸325μmol/L，血肌酐290μmol/L，无关节疼痛，一般情况良好。

◆ 解析

◆ 读案心悟

本方主治尿酸性肾病属脾肾气虚，湿浊瘀阻者。症见畏寒肢冷，恶心呕吐，得食更甚，口中尿臭，胸闷腹胀，大便溏薄或秘结，心悸气喘，神情淡漠或烦躁不安，面浮尿少，舌淡胖，苔白腻，脉沉弦等症。此方在补益脾肾的基础上，加用利湿泄浊、活血化瘀药物，其中大黄、秦皮、车前草、土茯苓等能够排泄尿酸，减轻高尿酸血症。

【引自】李芳.名中医黄春林教授治疗痛风及痛风性肾病之经验.中医药研究，1999，15（3）：1-2.

金 洪 元 医 案

谭某，女，46岁。因反复关节疼痛四五年，曾被诊断为痛风性关节炎，慢性肾功能不全。2007年10月9日来诊，症见右足趾红肿疼痛，胸闷腹胀，大便秘结，舌质淡红苔腻，脉沉弦涩等。查血肌酐328μmol/L，血尿酸586μmol/L，血尿素氮17mmol/L，血红蛋白106g/L。尿检：蛋白（＋）。

【辨证】湿浊瘀阻。

【治法】化湿降浊，活血化瘀。

【处方】革薢15g，海桐皮12g，苍术10g，黄檗6g，薏苡仁30g，牛膝

10g，制大黄10g，川芎10g，秦皮10g，络石藤15g，忍冬藤30g，玄参15g，白芍30g。

每日1剂。并将大黄粉和川芎粉用醋和香油调和外敷。嘱服小苏打1g，每日3次，低蛋白饮食等。服药3天后关节疼痛基本消失，3周后复查，血尿酸425μmol/L，血肌酐189μmol/L，无关节疼痛，一般情况良好。

◆ 解析

该患者为原发性的高尿酸血症，部分患者有一定的遗传背景，最主要的是由于长期的饮食不节，嗜肥甘厚味所致。预防和治疗的重点在于控制饮食，改变生活方式，中药治疗在于化湿降浊、活血化瘀、通络止痛，累及肾者应加强补肾。本方以萆薢、海桐皮、苍术、黄檗、薏苡仁、秦皮化湿通痹，且能够排泄尿酸，牛膝、川芎、络石藤活血化瘀通络，制大黄化瘀泄浊。

【引自】中国中医科学院西苑医院肾病科经验方.

◆ 读案心悟

王洪忠医案

吴某，男，61岁。1990年1月初诊。患者有痛风病史15年，间断治疗，病情时轻时重。患者1个月前出现双下肢轻度水肿，未予诊治，2日前痛风急性发作，右足趾痛如虎咬，入我院查血尿酸742μmol/L，尿常规检查：尿蛋白（＋＋），红细胞（＋＋），白细胞0～6个/HP，诊为痛风性肾病。时症见右足趾痛如虎咬，双下肢轻度水肿，小便黄、涩、痛，舌质暗红、苔黄腻，脉滑数。

【辨证】温热下注。

【治法】行气利水。

【处方】冬瓜皮30g，大腹皮30g，桑白皮30g，陈皮15g，木香12g，茯苓皮30g，冬葵子12g，石韦12g，丝瓜络20g，威灵仙30g。

水煎服，每日1剂，早、晚分服，连服2周。服上药10剂后，患者症状消失，复查血尿酸420μmol/L，尿蛋白（±），余（-）。又门诊间断服本方加减治疗半年余，尿检转阴，24小时尿蛋白定量0.20g。

◆ 解析

在痛风肾的治疗中，西药首选别嘌呤醇，它可抑制尿酸的合成，迅速降低血尿酸水平而不增加尿路内尿酸的排泄量，因而虽不会发生用药引起的尿酸排泄量增加，肾内沉淀物阻塞肾小管，并可因尿酸沉淀的转移引起关节炎急性发作。用本方治疗痛风性肾病患者28例，总有效率达75%，不但治疗了痹证，防止关节炎的发作，又提高了内生肌酐清除率，增加了尿量，降低了血尿酸，同时使尿酸排泄量较前有一定程度的增加。又据观察，用本基本方治疗痛风性肾病，辨证为脾肾两虚、寒湿痹阻者，较辨证为肾阴虚、风热痹及无症状者效果为差。肾阴虚、风热痰阻者，加生地黄、山茱萸、老鹳草、威灵仙、墨旱莲；脾肾两虚、寒湿痰阻者，加苍术、白术、淫羊藿、防风、黄芪；湿热下注、痹阻脉络者，加冬葵子、石韦、淡竹叶、丝瓜络。

【引自】尤昭玲，等.肾脏病名家医案·妙方解析.北京：人民军医出版社，2007.

◆ 读案心悟

朱良春医案

周某，男，28岁。1979年8月9日初诊。自诉：10年前右足趾不慎扭伤之后，两趾关节对称性肿痛。1979年7月下旬发现右拇、示指有多个结节，且液化流淡黄色液体，查血尿酸875μmol/L，体温37.5℃，红细胞沉降率32mm/h。尿蛋白（＋）。

【辨证】浊毒留滞关节，瘀痹不利。

【治法】清热解毒，活血化瘀。

【处方】土茯苓30g，萆薢30g，生薏苡仁30g，泽兰12g，泽泻30g，全当归9g，桃仁12g，红花12g。

水煎服，每日1剂，早、晚分服。服药60剂后，复查血尿酸562μmol/L，红细胞沉降率12mm/h，尿转正常，患者手足之结节、肿痛渐消。又服30剂，唯感关节稍痛，血尿酸降至325μmol/L。

◆ 解析

朱老认为，痛风患者多形体丰腴，平素嗜酒，喜食肥甘，又关节痛发夜半居多，主要位于下肢末端，日久可见结节或溃烂，甚伴石淋，或尿血甚，而"关格"尿闭频呕。故曰：痛风乃浊毒瘀滞使然也，故拟泄浊化瘀之剂。临床应用，适当配合祛风通络之品如徐长卿、乌梢蛇等疗效更佳，另酌加化痰之品，如白僵蚕、白芥子，有助迅速消除关节肿痛，且对降低血尿酸浓度有一定作用。

【引自】尤昭玲，等.肾脏病名家医案·妙方解析.北京：人民军医出版社，2007.

◆ 读案心悟

第十二章 高血压肾病

　　高血压是全球范围内非常重要的公共健康问题，已经成为导致心血管和肾病的一个重要的危险因素。肾是高血压最常损害的靶器官之一，根据国内及国外资料显示，高血压肾损害已经成为终末期肾病的第三甚至第二位病因。典型的高血压肾损害的病理学改变包括血管壁中膜的增厚，小动脉透明样变，不同程度的肾间质纤维化及肾小球基底膜皱缩、球性或节段硬化，健存肾单位数目的减少等。

　　中医并无高血压肾病一名，但根据其临床表现属中医学"眩晕""水肿"等病证范畴。本病主要是肝、脾、肾三脏功能失调所致。肾精亏耗，髓海不足或肾阴亏虚，肝失所养，致肝阳上亢；忧思善虑、耗伤心脾致气血亏虚，脑失充养；郁怒伤肝，肝郁气滞，气滞血瘀，络脉痹阻或气郁化火，肝阴暗耗，风阳升动，上扰清空；恣食肥甘、劳倦太过使脾运失司，聚湿生痰，痰湿中阻致清阳不升，浊阴不降，清窍受蒙，皆可发为眩晕。久病则脾肾阳虚，脾虚则水湿不运，肾虚则膀胱气化失司，三焦水道不得通调，水湿停聚体内或泛滥全身发为水肿。

傅文录医案

张某，女，45岁。1993年7月23日初诊。患者有高血压病史18年，现头痛2个月。患者自1975年发现高血压，经常头痛头晕，未正规服降压西药治疗，血压一般波动在149/100 mmHg。1998年因高血压导致右眼底出血，2个月后吸收。1991年开始尿蛋白（＋＋＋＋）。内科疑为高血压肾损害。近2个月持续头痛头晕，心慌不能自主，口服硝苯地平10mg，每日3次，血压150/100 mmHg。现症：头晕头痛，燥热心烦，失眠多梦，心慌不能自主，口咽干燥，腰酸膝软，下肢水肿，大便偏干，舌淡，苔白，脉细弦。

名医小传

傅文录，从事临床近30年，对中医治疗肾病及中西医结合治疗肾病积累了丰富的经验，曾先后在各级中医杂志上发表以肾病研究为主的学术论文130余篇，其中近百篇论文均为肾脏病的临床与理论研究，在中医肾病界也是一位颇具有创新性的后起之秀。对于当代中医肾病研究以及临床借鉴和创新都具有一定的贡献。

【辨证】肝肾阴虚，肝阳上亢。

【治法】滋阴潜阳，养心安神。

【处方】杞菊地黄汤合生脉饮加减：枸杞子10g，菊花、生地黄、熟地黄各10g，茯苓8g，泽泻10g，山药10g，山茱萸10g，牡丹皮10g，泽泻10g，党参10g，麦冬10g，五味子10g，柏子仁10g，白芷10g，夏枯草10g，丹参30g。

将上药用水浸泡30分钟，煮沸后煎20分钟，每剂煎2次，将所得药液混合。每日1剂，分2次温服。服用本方时，忌食辛辣之品。服药14剂，头晕头痛均减轻，入睡好转，心慌燥热减轻。8月5日查尿蛋白（＋），血压130/80 mmHg，仍诉两颞头痛，下肢胀，舌淡暗，脉弦细。遵效不更方之意，上方去参、麦、味、柏，加黄芩10g，黄连5g，川续断10g，再服14剂，诸症均愈，血压稳定在130/80 mmHg，尿蛋白（－～＋）。以上方加减又服1个月，病情稳定，乃将原方加益母草、白茅根、钩藤等配制成蜜丸，每丸10g，

每饭后服1丸。1994年1月随诊，血压130/80 mmHg，未再反复。

◆ 解析

◆ 读案心悟

肝肾亏耗，阴虚阳亢，风阳上扰清窍则头晕耳鸣；肝阳亢盛则头痛且涨，面部潮红，急躁易怒；腰为肾之腑，肝肾阴亏腰腑失养致腰膝酸软，体倦乏力，下肢水肿；心肾不交，虚火扰心则心烦失眠多梦，燥热心烦；心血不足，心神失养则心慌不能自主；舌红苔薄，脉弦细为阴虚阳亢之象。方用生地黄、山药、山茱萸滋阴补肾；枸杞子滋养肾阴增加上述药物的功效，菊花清肝利目；茯苓、泽泻、牡丹皮补中有泻，利浊泻火。本方主要侧重于滋补肝肾之阴。生脉饮加丹参、黄芩、黄连可交通心肾，清热除烦；生黄芪、益母草、白茅根利水消肿，除尿中蛋白；夏枯草、牛膝、桑寄生平肝泻火，补肾降压，共奏其功。

【引自】王丽敏.肾病效验录.北京：学苑出版社，2013.

蒋自强医案

魏某，男，63岁。患者高血压病史10余年，血压控制在150/80 mmHg左右，具体用药不详。社区体检：尿蛋白（＋＋），总胆固醇7.8mmol/L，三酰甘油2.6 mmol/L，肌酐110 mmol/L。当时症见头痛，面赤如醉，烦渴，纳呆，不欲饮食，大便干结，舌红，苔黄，脉弦细。

【辨证】肝肾阴虚，肝阳上亢。

【治法】镇肝息风，清热解郁。

【处方】镇肝熄风汤加减：牛膝、白芍、生龟甲、玄参、川楝子、天麻各12g，生赭石、牡蛎、生龙骨各15g，天冬10g，砂仁、钩藤各9g，大黄、甘草各12g，龙胆6g，苍术10g。

每日1剂，水煎服，服药7剂停3～5天，3个月为1个疗程。方中金石介类药碍胃，脾胃虚弱者应慎用。服用7剂后停4天，继服7剂后查尿蛋白（＋），总胆固醇6.2mmol/L，三酰甘油1.6mmol/L，肌酐116mmol/L，血压140/80mmHg，临症加减后又服用2个月复查，各项指标正常，血玉135/70mmHg。

◆ 解析

因肝肾阴虚，肝阳上亢，甚则阳亢化风，风动而气血上逆，上扰清窍，头目眩晕，目胀耳鸣。木性升发太过，血随气逆，并走于上，则见面色如醉，脑中热痛。本证乃虚实错杂，标实本虚，以标实为急，故镇肝息风、引气血下行为主，滋养肝肾之阴为辅，使亢奋之肝阳得平，上逆之气血得降，肝肾之阴充而可制阳，则妄动之风可息。怀牛膝引血下行，折其亢阳，平定气血逆乱之势，且滋补肝肾。生赭石、牡蛎、生龙骨皆为金石介类药，质重性降，潜降摄纳亢阳，平镇上逆气血，白芍、生龟甲、玄参、天冬滋水涵木，以制亢阳；川楝子调达肝气以防肝郁。

◆读案心悟

【引自】蒋自强.镇肝熄风合剂对实验性肾性高血压及缩血管物质影响的实验研究.中医研究，2002，15（2）：22-24.

席光明医案

刘某，男，36岁。2000年9月上旬初诊。患高血压病10年余，常年服用卡托普利、硝苯地平等药，血压维持在140～150/85～95 mmHg。平素自觉眩晕，乏力，腰酸膝软，畏寒肢冷，自2000年7月起又出现双下肢肿胀，多次尿常规检查示尿蛋白（＋～＋＋）、红细胞及白细胞少许。经静脉滴注青霉素等治疗，尿蛋白未减轻，故来诊。诊见患者形体肥胖，精神疲惫，尿量略减少，纳呆，舌胖大，舌淡暗，边有齿痕，脉沉涩。双下肢胫前指压阳性。尿蛋白（＋）、尿糖（＋），尿素氮、血肌酐正常，血尿酸略偏高。

【辨证】肾气虚衰，水血互结，瘀阻脉络。

【治法】温肾补阳，活血利水。

【处方】济生肾气丸加减： 肉桂6g，制附子10g，熟地黄15g，淫羊藿12g，山药15g，山茱萸10g，茯苓15g，泽泻10g，牡丹皮10g，牛膝15g，车前子（包煎）12g。

每日1剂，水煎至200mL，宜久煎，每日服用2次，1个疗程一般为1个月。不宜久服。

服上方18剂后，精神大振，食欲增强，小便增多，头晕减轻，双下肢水肿基本消失。血压维持在130～140/80～90mmHg，但腰酸膝软，舌苔微黄，上方减淫羊藿，加女贞子12g，1个月后水肿消失，尿蛋白（-～±）。后予金匮肾气丸与复方丹参片调治2个月。

◆ 解析

方中肉桂、附子辛、甘、大热，温补肾阳，益火之源，蒸腾气化，两药相须，互增药力；牛膝苦、酸、平，补肝肾，利尿通淋。三药配伍温阳化气利水，针对病机主病，为君

◆ 读案心悟

慢性肾病

名医验案解析

药。熟地黄补血滋阴；山茱萸既温补肾阳，又益肝肾之阴；山药益气健脾补肾，培补肺气；三药肝脾肾三阴并补，可收阴生阳长之效，共为臣药。茯苓健脾补中，利水渗湿，助山药健脾；泽泻、车前子利水渗湿，清利下焦湿热，防熟地黄滋腻；牡丹皮清肝胆相火而凉血，制温药化燥。四药甘淡寒凉，却与君药相反相成，用为佐药。诸药合用，共奏温肾化气、利水消肿之效。

【引自】席光明.活血利水法治疗心脑疾病举隅.山东中医杂志，2006，2（4）：12-14.

龚丽娟医案

李某，男，65岁。2012年7月24日初诊。反复眩晕10年，加重伴下肢肿1个月。患者10年前体检发现血压增高，最高达160/90 mmHg，间断服用降压药，眩晕反复。近1个月来无明显诱因眩晕加重，并出现双下肢水肿，晨轻暮重，伴腰酸膝软，颧红，夜寐早醒，舌质暗红苔薄黄少津，脉细弦。查体：血压170/100 mmHg。尿常规示尿蛋白（＋），24小时尿蛋白定量0.59g，肾功能示：血肌酐135μmol/L，尿酸480μmol/L。中医诊断：水肿；西医诊断：高血压肾损害，慢性肾功能不全（代偿期）。

【辨证】肝肾阴虚。

【治法】益肾平肝，活血通络。

【处方】杞菊地黄汤加减：生地黄15g，泽泻10g，山药15g，茯苓15g，山茱萸15g，牡丹皮10g，枸杞子15g，杭菊花10g，赤芍15g，川牛膝15g，桃仁10g，益母草15g，车前子（包煎）15g，白术10g。7剂，水煎服。

2012年7月31日二诊：药后诸症减轻，水肿消退，舌质暗红苔薄少津，脉细弦。前方既效，守方继进。后复查尿常规示尿蛋白（-）。肾功能：血肌酐120μmol/L，尿酸380μmol/L。嘱继续巩固治疗。

◆ 解析 〜〜〜

腰为肾之府，肝肾阴虚不能濡养则腰酸膝软；阴虚阳亢故见眩晕、颧红，夜寐早醒；肾虚不能主水，则双下肢水肿；肾虚精微不固，可见蛋白尿；舌质暗红苔薄黄少津，脉细弦皆为肝肾阴虚之象。方选杞菊地黄汤益肾平肝，加用赤芍、桃仁、益母草活血化瘀，白术健脾益气，一则以后天补先天，再则可益气以利水消肿。用药切中病机，故取得较好疗效。

【引自】盛梅笑. 龚丽娟治疗肾病临证实录. 北京：人民卫生出版社，2014.

邹 燕 勤 医 案

张某，女，49岁。1999年10月23日初诊。主诉：肢肿乏力10余年。病史：10余年前开始出现下肢水肿乏力，诊断为"高血压"，2个月前尿检有蛋白尿，肾功能正常范围，查24小时尿蛋白定量1.90g，南京鼓楼医院诊为高血压肾损害，今诊见：腰酸不适，下肢乏力，胃纳不香，下肢水肿，按之凹陷，苔薄黄，舌质淡红，脉细，血压110/90 mmHg。

【辨证】肾气不足，水湿内停。

【治法】补肾清利。

【处方】川续断15g，桑寄生15g，太子参20g，生黄芪20g，炒白术10g，生薏苡仁20g，茯苓皮40g，制僵蚕15g，全蝎3g，蝉蜕6g，石韦15g，车前子（包煎）30g，泽兰、泽泻各15g，白茅根、芦根各20g，萹蓄20g，谷芽、麦芽各20g。

1999年11月20日二诊：尿常规：蛋白（＋），鳞状上皮细胞8/LPF。胃纳可，夜寐差，脉细，苔薄黄。治守上法。上方加猫爪草10g，蒲公英15g，青龙齿15g。

1999年12月15日三诊：尿常规：白细胞（＋＋），24小时尿蛋白定量0.17g。纳可，无明显尿频、尿急、尿痛，脉细，苔薄黄。

【处方】瞿麦20g，萹蓄20g，蒲公英15g，紫花地丁15g，太子参15g，川续断15g，桑寄生15g，生薏苡仁20g，茯苓20g，白茅根30g，制僵蚕10g，全蝎3g，蝉蜕5g，石韦15g，车前草15g，泽泻15g。

◆ 解析

本案患者初诊时临床症见腰酸，下肢乏力，胃纳不香，为脾肾气虚；下肢水肿，按之凹陷，为水湿内停，治疗以益肾健脾、利水消肿为主，佐以活血通络。方中太子参、生黄芪配合川续断、桑寄生、生薏苡仁、茯苓皮以健脾渗湿；白茅根、芦根、车前子、泽泻、萹蓄、石韦以利水消肿；全蝎、制僵蚕、蝉蜕、泽兰活血通络；谷芽、麦芽以增胃纳。二诊时水肿已有减轻，但仍有尿蛋白，前方中加用猫爪草、蒲公英清热解毒消蛋白尿，青龙齿镇心安神以改善夜寐；三诊时尿检白细胞增加，湿热下注，治疗增加清热利湿之品，而减利尿消肿之药，方中瞿麦与萹蓄相配，蒲公英与紫花地丁相伍，具有清热解毒利湿之功效，全方标本兼治全面兼顾，体现中医辨证治疗的优势，特别是目前在西药降压、利尿的前提下，本病的中医治疗应立足长远，以改善症状、延缓肾损、去除增恶因素为主。

【引自】周恩超，等. 邹燕勤中医肾病临床求真. 北京：人民卫生出版社，2014.

◆读案心悟

第十三章 慢性肾盂肾炎

　　慢性肾盂肾炎并非由急性肾盂肾炎反复发作演变而来，纵使有，也极为罕见。慢性肾盂肾炎多发生于尿路解剖或功能异常者，即其细菌性尿路感染（尿感）是在尿路解剖异常的基础上发生。病理改变除慢性间质性肾炎改变外，还必须有肾盂肾盏炎症、变形和纤维化或肾盏内有积液。通常分3种情况：一是有反流的慢性肾盂肾炎（反流性肾病）；二是慢性梗阻性肾盂肾炎；三是为数极少的特发性肾盂肾炎。临床表现可分为两大类：尿感症状，症状不典型或仅为无症状细菌尿；慢性肾小管间质损害表现，肾小管功能损害往往比肾小球功能损害更为突出而不成比例。中医临床以小便频急涩痛，尿有余沥，时作时止，遇劳加重或诱发为主要表现的归属"劳淋"，以腰痛明显者属"腰痛"，出现氮质血症者属"虚劳"。

戴裕光医案

陈某，女，43岁。1981年4月25日初诊。因患者尿急尿频伴腰痛腰酸，有时腿肿已12年，曾于1978年被某医院诊断为慢性肾盂肾炎伴急性发作住院治疗，经静脉肾盂造影，示左肾盏部位有充盈缺损确诊为慢性肾盂肾炎，此后上述症状反复出现，发作时则服呋喃妥因或呋喃唑酮（痢特灵）及抗生素（不详）而缓解。此次于2天前又出现尿急尿频尿痛，尿常规：尿蛋白（＋），白细胞3～7个/HP，红细胞2～3个/HP。无发热、恶寒，时有胃脘部不适，大便每日1次。查面黄形瘦，少气懒言，腰肾区有轻度叩击痛，舌淡红，苔薄腻，脉软。中段尿培养：杂菌（＋＋）。

名医小传

戴裕光，男，北京市人，第三军医大学第一附属医院中医科教授、主任医师、博士生导师。1937年5月出生，1962年11月入伍，技术1级，文职2级。从事中医和中西医医疗、教学、科研工作45年。在中医内科临床常见病、疑难重症的诊治方面造诣颇深，尤其以中医治疗肝胆肾、脾胃、妇科等疑难病最为擅长。

【辨证】 膀胱湿热蕴结。

【治法】 益气健脾，养阴清热利湿。

【处方】 清心莲子饮加减：苦石莲12g，黄芪15g，党参15g，地骨皮12g，柴胡15g，茯苓15g，麦冬15g，车前子（包煎）15g，淡竹叶9g，生甘草4g，杜仲12g，鱼腥草30g，山药20g。

5剂。每日1剂，水煎服。

1981年5月3日二诊：尿急、尿频症状明显减轻，舌淡苔白，脉沉。效不更方，前方续服5剂。

1981年5月10日三诊：尿常规：尿蛋白（－），白细胞2～4个/HP，红细胞（－）。仍有时腰酸，前方隔日1剂，另早服补中益气丸9g，晚服六味地黄丸9g，每日1次。

◆ 解析

慢性肾盂肾炎乃急性肾盂肾炎治疗不彻底或此后又有反复感染，患者往往尿频、尿急、尿痛发作时则口服三五天抗生素片剂缓解则不再治疗，而致经年不愈。有关尿频尿急及腰酸痛反复发作，遇劳即发，伴倦怠无力，气短懒言，形体消瘦，舌淡，辨证为气阴两虚、湿热蕴结，属于劳淋，故予益气健脾，养阴清虚热加以清热利湿解毒，使祛邪不伤正，湿热去而病自愈。此种劳淋单纯清利肾与膀胱湿热是不佳的，作者常用局方清心莲子饮加味获效。清心莲子饮主治心火上炎，湿热下盛的小便淋涩赤痛者，该方党参、黄芪、生甘草补虚泻火；柴胡、地骨皮退热平肝；麦冬清上焦热；茯苓、车前子利下焦湿，中以苦石莲交其心肾。苦石莲是清心莲子饮中之君药，不可或缺少。

【引自】 戴裕光. 戴裕光医案医话集. 北京：学苑出版社，2006.

范中林医案

周某，女，40岁。1973年8月29日初诊。病史：1973年5月，患腰痛，小便不利。先后经两处医院检查：尿液浑浊，有大量白细胞，少许红细胞，少量尿蛋白，血象白细胞计数增高。均诊断为"肾盂肾炎"。服中西药3个月余，病势未减。近月来病情逐渐加重：小便短涩，频数，色黄，欲解不净，点滴刺痛，并痛引小腹，腰痛尤甚。头痛恶寒，无汗，手足不温，面色略萎黄，舌质淡红，苔薄黄。此为淋证。

【辨证】少阴伤寒，气机不利。

【治法】发表散寒，开腠逐邪。

【处方】甘草麻黄汤加味：麻黄10g，甘草30g，葱白60g。2剂。

二诊：头痛、恶寒明显好转，腰痛减轻，小便短涩频数略减。余证如前。薄黄苔已退，太阳之寒邪已解。宜抓住少阴之枢，宣通气机，化阴通腑，以四逆散加味主之。

【处方】柴胡10g，枳实12g，白芍12g，甘草3g，茯苓30g，桔梗30g。

连服3剂，小便通畅，尿转阴性，余证皆平。1979年11月随访，几年来坚持重体力劳动，病未复发。

◆ 解析 ～～～～

《金匮要略》中云："淋之为病，小便如粟状，小腹弦急，痛引脐中。"本例小便频数短涩，滴沥刺痛，痛则腰酸，实属淋病之主要临床特征，而其基本病变为下焦气化不利，属少阴四逆散证。但，本案为何首用甘草麻黄汤？少阴证虽有发汗之禁，复有淋家不可发汗之诫；但此例兼有太阳伤寒表实证，故不在此禁戒之例。少阴发汗之禁，乃指"病为在里"而言，一是少阴寒化，阳气已虚；二是少阴热化，阴虚内热。本例不仅表邪郁闭，阻滞气机，加重气化功能失调；而且此证虽属少阴，既非四逆汤证，又非热化证；病虽入里，而阳气未虚。虽属淋证，但既非湿热蓄于膀胱，又非膀胱津液先虚。实属少阴病四逆散证之阳为阴郁，气机不利。今首用《金匮要略》之甘草麻黄汤，既可发表散寒，又能通利小便。重用甘草以托之、缓之。再加葱白，通上下阳气，调畅气机。故此方似峻而实稳，内外兼顾，以

◆读案心悟

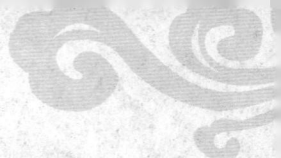

为前驱。后投四逆散加味，借少阴之转枢，并
邪居内外之间，可进可退，时上时下之势，和
解而分消之，病遂告愈。

【引自】范开礼.范中林六经辨证医案选.北京：学苑出版社，2011.

吴 一 纯 医 案

周某，男，24岁。1967年11月13日初诊。患者5天前拔牙复加劳累后出现恶寒发热，腰痛，尿痛，西医诊断为"畸形肾盂肾炎"，经肌内注射青霉素、链霉素治疗后，寒热消退，他证未除，特请吴教授诊治。患者素有胃疾，体质较弱。刻下：小便艰涩，灼痛黄赤，腰酸胀痛，纳呆食少，乏力倦怠，大便干结，舌质暗红，苔薄黄，脉弦数。尿规检查：蛋白（＋），脓细胞（＋），红细胞4～5个/HP。

【辨证】素体虚弱，湿热结阻，气化不利。

【治法】清热利湿，散结开郁。

【处方】当归4.5g，浙贝母9g，苦参9g。3剂，水煎服，每日1剂。

1967年11月17日二诊：药后诸症显减，二便畅利。舌苔薄黄，脉弦略数。药已中的，原方再进3剂。

1967年12月12日三诊：诸症消失。舌苔薄白，脉弦细。连续检查尿常规未见异常。

◆ 解析　　　　　　　　　　　　　　◆ 读案心悟

患者体质虚弱，湿热余毒方盛，治疗以恢复肾与膀胱的气化功能为着眼点，处以《金匮要略》之当归贝母苦参丸原方作汤剂内服，仅用少量苦参清热利窍逐湿，少量贝母开肾母肺气以助气化，散结清热，大量当归和血润燥，亦防苦参苦燥伤阴。小方小药，恰合病机，平稳妥当，药到病除。淋症患者反复发作多为血虚有热之体，治疗强调伤正气，反对过用克伐之品，着眼于恢复肾与膀胱气化功能是解决祛邪而不伤正问题的钥匙。临证善用当归贝母苦参丸和东垣滋肾通关丸恢复其气化，其在下焦者，用滋肾通关丸；在上焦者，用当归贝母苦参丸。苦参为大苦大寒之品，对素忌苦味者慎用，或加用酸甘矫味之品，如山楂、赤芍、白芍、甘草梢等。

【引自】史恒军. 吴一纯杂病精要. 北京：学苑出版社，2007.

金洪元医案

顾某，女，45岁。于2009年5月16日来院就诊。自诉尿淋漓不净3年不愈，每次发病时行尿液检查，白细胞（＋～＋＋），症状时轻时重，时发时止，尿热，或有尿痛，而在劳累后更容易诱发和加重，常觉少腹部有坠胀感，形体日益消瘦。考其既往治疗，中药八正散、小蓟饮子、五苓散等清热利湿消瘀之剂无不用遍，西医止血药、抗生素等相继投用，也有疑为泌尿系结石、结核、肿瘤者，但B超、CT等多次理化检查，均未发现蛛丝马迹。因屡治乏效，患者苦恼不堪。是时，患者面色苍白无华，四肢不温，腰膝酸软乏力，声低懒言，口干而不欲饮，脉沉细数，舌质淡，苔白黄腻。

【辨证】脾肾两虚之劳淋。

【治法】健脾温肾，佐以清热利湿通淋。

【处方】黄芪12g，生地黄20g，白术9g，丹参12g，茯苓12g，土茯苓12g，菟丝子12g，黄檗9g，泽泻12g，鹿衔草12g，车前草12g，枸杞子12g，川萆薢12g，巴戟天12g，肉苁蓉12g。6剂，每日1剂，煎2次服。

患者共来诊5次，服上药方加减30剂后，症状基本上消失，而改用补中益气丸继续调治1个多月，以巩固疗效。前后共治疗2个多月后，患者喜诉即使有劳累亦从未尿血，5年之顽疾宣告痊愈。

◆ 解析

◆ 读案心悟

本病例属中医学"淋证"范畴。久病不愈，脉细弱、面色萎黄、声低懒言，主气虚；舌质淡、苔白，主血虚气弱无力运行中州；时有尿热尿痛为湿热屡犯，故本症之尿频，是疾病的现象，脾肾两虚才是疾病的本质。脾肾两虚以致尿频尿急，是虚寒证，非积热蕴湿之症有病灶可寻，无热可清，无湿可渗，即属脾肾两虚之劳淋。方中黄芪、白术益气健脾；生地黄、鹿衔草、枸杞子、巴戟天、肉苁蓉温补脾肾；川萆薢、黄檗、泽泻、车前草清热利湿通淋。诸药合用，共奏健脾温肾、清热利湿通淋之功。由于辨证准确，用药得当，故药到病除，达到治病求本之目的。

【引自】马丽.金洪元内科临床经验集.北京：人民卫生出版社，2014.

尤 松 鑫 医 案

王某，女，58岁。1997年10月11日初诊。反复水肿1年余。曾于1996年

5月无明显诱因突然尿频、尿急，每日达10余次，经用抗生素治疗后缓解。此后多次出现尿频、尿急，时感腰酸，未经系统治疗。高血压病史8年。3个月前症状加重，诊为慢性肾盂肾炎、原发性高血压，给予双嘧达莫、硝苯地平、保肾康及多种抗生素和利尿药等治疗1个月，无明显好转而出院。现患者精神较差，面色白，纳食尚可，腰部发胀，小便频数，日行8～9次，睡眠较差，多梦，舌红、苔薄白腻，脉细滑。查体：血压140/90 mmHg，双眼睑轻度水肿，心肺检查无异常，腹水征阴性，下肢水肿（＋＋＋）。尿常规示：蛋白质（＋＋），红细胞（＋），偶见颗粒管型。

【辨证】脾肾不足，湿热稽留。

【治法】益肾健脾，利水渗湿。

【处方】 益肾渗利方加减：山药10g，薏苡仁10g，萹蓄10g，瞿麦10g，通草3g，小蓟15g，淡竹叶10g，灯心草3g，生地黄10g，柏子仁10g，川牛膝10g，车前子（包煎）10g。每日1剂，水煎服。

1997年10月18日二诊：自觉症状好转，尿量增加，夜寐转安，舌苔薄白，脉弦细略滑。查体：双眼睑水肿消退，双下肢水肿（＋）。尿常规检查：蛋白质（＋），红细胞（＋），未见颗粒管型。上方去灯心草，加丝瓜络10g。每日1剂，水煎服。

经上方加减治疗3个月，患者面色红润，水肿退，已无明显自觉症状，尿常规正常。又经3个月治疗，多次复查尿常规均在正常范围，病情稳定。

◆ 解析

慢性肾盂肾炎属中医学"淋证""腰痛""虚劳""水肿"等范畴，常因反复发作，形成正虚与邪实同时存在的病理机制，导致脾肾双亏。正气虚是本病发生的根本原因，邪气入侵是本病形成的基本条件；每因外感、劳累及个人卫生不洁等诱因，导致人体的正气受损，邪气乘虚而入；治疗时要两者兼顾，但

◆ 读案心悟

重点还在祛邪，邪去则正易复。

【引自】尤松鑫.实用中医内科学.南京：江苏科学技术出版社，2009.

赵 绍 琴 医 案

郝某，女，43岁。1993年10月15日初诊。自10年前患"急性肾盂肾炎"，此后一直未彻底治愈，时好时坏，每遇感冒、着凉、饮食不慎、劳累等均会诱发。近几年来发作时，应用各种抗生素、消炎药等治疗均无效。改服中药，开始几次有效，现已无济于事。2天前因气候变化又突然发作，尿痛、尿急、尿频、尿赤，同时伴有发冷发热、腰痛乏力，又去医院检查，尿蛋白（＋），尿红细胞10～15个/HP，尿白细胞30～50个/HP，诊为"慢性肾炎急性发作"。服西药无效，现症除泌尿刺激症外，伴见口渴欲饮，心烦急躁，大便偏干，舌红、苔黄，脉滑细且数。

【辨证】湿热蕴结膀胱，气化不利。

【治法】清化湿热，疏调气机，佐以凉血通淋。

【处方】前胡6g，杏仁10g，浙贝母10g，芦根20g，木通2g，萹蓄10g，冬葵子20g，大黄1g，独活6g，生地榆10g。

水煎服，每日1剂。加减服14余剂，诸证渐去，唯腰痛酸楚、疲乏无力，改用凉血育阴、益气固肾法善后。半年后随访，除因春节过服辛辣并劳累而轻度反复外，未出现大的发作。

◆ 解析

本方是赵老治疗慢性肾盂肾炎的经验方。慢性肾盂肾炎大多病程较长，每因劳累或饮食不慎等抗病能力下降时病可发作，相当于中医的劳淋范畴。劳淋是由于五脏受损，遇劳而发

◆ 读案心悟

慢性肾病

名医验案解析

的一种淋病。临床表现病程较长，缠绵难愈，劳倦之后而发等。发作期用清化湿热凉血通淋方法，但用药时切不可过度寒凉，以防克伐脏气、阻滞气机；也不可因脏器受损过早滋补，以防气机受阻，闭门留寇之弊，在病情稳定期宜益气固肾、凉血育阴。但始终注意保持气机的通畅与膀胱的气化功能。另外，注意饮食调养与功能锻炼。饮食宜清淡，忌辛辣厚腻之品及寒凉之属；适当加强体育锻炼以增强体质和抗病能力，如走路、爬山、跳舞等；女同志尤其注意经期、妊娠、产后外阴部的卫生，对于防止淋证的发生与复发有重要意义。

【引自】王永炎. 中国现代名中医医案精粹. 北京：人民卫生出版社，2010.

邹 云 翔 医 案

臧某，女，29岁，患者于4年前曾患尿频尿急、尿痛、腰痛，某医院疑为"肾盂肾炎"，使用呋喃妥因和青霉素、链霉素等治疗，症状消失。1972年3月上旬又出现与上次相似的症候。同时发热，尿赤如浓茶，在某医院用呋喃妥因及中药等罔效。尿检有大量脓细胞，尿培养为大肠埃希菌，计数每毫升10万以上，乃于1972年3月18日由急诊室收住院治疗，高热39.7℃，恶寒，腰痛如折，尿频尿急尿痛，尿色如浓茶，头昏，面部微浮，恶心欲吐不能饮食已3天，脉象细数，苔薄白腻。此时患者已产后4个月，邹老认为此属产后体虚湿热下注之证。

【辨证】肾气不足，湿热下注。

【治法】强肾和络，清利湿热。

【处方】独活寄生汤加减：炒独活4.5g，桑寄生15g，枸骨叶15g，川续断12g，稆（"櫓"已作异体字废除——编者注）豆衣15g，滋肾丸（包煎）12g，白茅根、芦根各60g，佛手片9g，法半夏9g，云茯苓12g，车前子（包煎）12g。

水煎服，每日1剂，分早、晚服。共服药20剂，症状消失。4月7日尿培养阴性，尿检见白细胞少许，共住院32天，于4月18日出院。

◆ 解析

邹老认为，肾为至阴之脏。对慢性肾盂肾炎的治疗宜慎用寒凉药物尤其是苦寒之剂，即使是清利剂亦不宜过用，以免戕贼肾气，就是在急性发作期出现湿热下注之象，也不宜纯用苦寒清利剂。邹老取独活寄生之意以强肾和络而不泥古方：既用独活、桑寄生、川续断，益肝肾、强身体，以扶正抗邪，治其本；又用知母、黄檗、枸骨叶、稆豆衣、车前子、白茅根、芦根，清利湿热以祛邪而治其标；少许肉桂，以反佐知母、黄檗，助膀胱之气化；更用佛手、法半夏、云茯苓，和中运脾，实乃标本兼顾、虚实并调之良剂，故疗效满意。

【引自】邹云翔. 邹云翔医案选. 北京：中国中医药出版社，2013.

◆ 读案心悟

岳美中医案

郑某，女，30岁。1960年12月10日来中医研究院门诊治疗。患者于1958年3月出现不明原因的尿频症状，每昼夜排尿13～14次，尿道烧灼痛，尿后有数滴鲜血，诊为急性膀胱炎。虽经治疗，但嗣后每年均有同样之急性发病2

次；1960年2月发作更甚，除尿血、尿痛外。并有发热脸肿及腰痛症状，尿培养大肠埃希菌阳性。诊为"肾盂肾炎"。经用西药及中药猪苓汤治疗，尿频症状明显减轻。但左下腹仍时有绵绵作痛，系有瘀滞之证，遂以当归芍药散合桂枝茯苓丸作汤。

【辨证】 瘀阻肾络，湿热留恋。

【治法】 内托生肌，清热利湿。

【处方】 黄芪15g，甘草、杭白芍各9g，乳香、没药各6g，丹参12g。

水煎服，每日1剂，每日2次。服10余剂后，腹痛缓解，但仍感倦怠，腰痛，溲黄，脉滑数。处以内托生肌散加味，补虚消瘀，利湿清热。

【处方】 生黄芪12g，丹参9g，天花粉18g，乳香9g，生杭白芍12g，滑石12g，木通3g，山栀子3g，生甘草9g。

上方加减服半年，尿频、尿急、尿痛相继基本消失，尿常规检查结果正常，尿培养亦无细菌生长。后纳呆体倦用香砂养胃丸等缓调，迄今1年，患者除有时感冒腰痛外，未有急性发作，病情稳定。1962年9月尿培养仍无细菌生长。酚红排泄试验1小时为55%，血非蛋白氮为38.7%、37%，现在善后调理中。

名医小传

岳美中，中医学家。一生从事中医医疗和教学工作。较早地提出了专病、专方、专药与辨证论治相结合的原则，善用经方治大病。倡办全国中医研究班和研究生班，培养了一大批中医高级人才。多次出国从事重要医事活动，在国内外享有盛誉。撰写了《实验药物学笔记》《锄云医话》等共30余册。

第十三章 慢性肾盂肾炎

◆ 解析

本方验之临床，每获卓效，适用于慢性肾盂肾炎反复发作。岳老借用外科疗治疮疡之经验，药用托毒生肌之法，以冀受损之肾组织得到新生、修复。本方实为

◆ 读案心悟

治疗慢性肾盂肾炎另辟蹊径，用之颇获效验。本方应用时，可随证加减：如疲乏无力者，重用丹参、黄芪；溲频而浑浊者，加白茅根、通草、车前子；腰酸痛存，加牛膝、川续断、当归、何首乌、巴戟肉或龟板胶、鹿角胶；面肿、腿肿者，加生薏苡仁、防己、冬瓜皮；蛋白尿、脓尿及血尿者，加龙骨、牡蛎、生地黄、茜草、黄檗、海螵蛸、阿胶或重用天花粉；头痛者，加枸杞子、菊花；纳呆、脘胀者，加黄连、砂仁、石菖蒲、陈皮、枳壳；并发尿毒症者，用独参汤、茯苓饮、真武汤。

【引自】卢祥之. 国医圣手岳美中经验良方赏析. 北京：人民军医出版社，2013.

第十四章 肾结核

肾结核是由结核杆菌在肺部原发病灶感染后经血行播散至肾所导致的疾病，常于肺部结核感染多年后发病。肾结核的感染途径包括血源性感染、上行性感染、淋巴管播散、直接蔓延等。本病早期双侧肾皮质出现粟粒样结核病灶，后经肾小管侵犯至肾髓质，形成结核性肉芽肿，潜伏多年后发生干酪样改变和播散。结核菌从肾随尿流播散，可引起输尿管、腹部、尿道、前列腺、输精管、精索、附睾结核，甚者可引起输尿管、膀胱、尿道等狭窄畸形。据世界卫生组织估计，全世界每年新发生结核病者约1000万人，其中肾结核占8%～20%，多见于20～40岁青壮年，男性多于女性，男女比例为2：1。

肾结核，中医学无此名，但根据其临床表现，将其归属于"痨瘵""尿血""血淋""腰痛""虚劳"等范畴。肾结核的发生有两方面的因素：一是感染"痨虫"；二是内伤体虚，气血不足，阴精耗损，"痨虫"乘虚内舍于肾而发为此病。

毛红兵医案

赵某，女，42岁。于1998年5月开始自觉腰痛，尿频、尿痛，在当地医院诊断为泌尿系感染，经静脉注射青霉素和口服诺氟沙星胶囊治疗，疗效不佳，随后出现血尿，有时尿如米汤、混浊不清。当年9月，经长沙某医院X线和血液、尿液检验，确诊为肾结核，并用链霉素、利福平、异烟肼等抗结核药物治疗半年，疗效欠佳。患者由于服药期间出现耳鸣、耳聋、腿软、头晕等症，故于1999年5月来我院门诊。主证：腰痛，发热，腿软，头晕，耳鸣，耳聋，口渴，心烦，心悸，盗汗，尿色红，有时尿如米汤。查体：舌质红、舌尖红、少苔，脉细数。体温37.9℃，面色憔悴，呆痴无神，形体消瘦，头往前倾，毛发稀疏、枯萎无光泽，语言清晰，语音低微。X线胸片显示右上肺斑状密影，右肺门稍抬高，两肺纹理较粗乱。血常规检查，各项均正常。尿常规检查：尿呈酸性，少量蛋白，红细胞（＋＋），脓细胞（＋）。既往有肺结核病史。西医诊断为肾结核。

【辨证】肾阴虚。

【治法】滋补肾阴，清热降火。

【处方】六味地黄汤加减：熟地黄15g，山药12g，山茱萸10g，茯苓10g，泽泻10g，牡丹皮10g，枸杞子15g，麦冬10g，太子参10g。

每日1剂，水煎，早、晚分服。服药期间嘱患者忌食辛辣燥性之物和忌烟酒。7剂后，患者精神大振，诸症减轻，但仍有血尿，故易熟地黄为生地黄，加地榆炭、藕节炭各10g；再服7剂后，患者尿血消失，诸症悉除。为巩固疗效，仍用原方加熟地黄15g，去生地黄、地榆炭、藕节炭，继服半个月，诸症悉除。

◆ 解析

《黄帝内经》云："正气存内，邪不可

◆ 读案心悟

干，邪之所凑，其气必虚。"因患者原有患肺结核病史，结核杆菌可经血液侵入肾，另外患者腰痛发热达1年之久，热邪扰肾耗伤人体精血，故出现一系列肾阴虚之症。治疗上，根据《黄帝内经》"谨察阴阳所在而调之，以平为期"之治疗原则调整阴阳，故投以六味地黄汤加减治之。方中熟地黄，补血滋阴、生精益髓；山药，补益脾阴而固精；山茱萸，补益肝肾、涩精敛汗。三药合用，以达三阴并补之功；茯苓，淡渗利湿以助山药补脾，使山药补而不滞；泽泻，清泄肾火、宣泄肾浊并防熟地黄之滋腻，使补中有通；牡丹皮，清热凉血，清血中伏热，善治骨蒸劳热；制山茱萸之温热，使之补而不涩；熟地黄易生地黄，重在清热凉血，清血中伏热，滋阴降火；加地榆炭、藕节炭重在敛血止血，使血尿消失；加枸杞子，补肾益精、养肝明目；加麦冬，养阴清热、生津除烦；加太子参，益气生津，以鼓舞肾气。诸药合用，共同达到滋补肾阴、清热降火的目的，使其先天之本得养，肝肾真阴得滋，肾阴肾阳得以调节平衡，故疗效满意。

【引自】尤昭玲，等.肾脏病名家医案·妙方解析.北京：人民军医出版社，2007.

邹燕勤医案

喻某，男，68岁。2003年10月22日初诊。主诉：反复尿频尿急27年。病史：患者1976年因尿频尿急伴血尿，诊断为"肾结核"而行手术切除右肾，并接受抗结核治疗3年。2002年4月出现尿频急涩痛，查尿常规：蛋白（＋＋），隐血（＋＋），白细胞（＋＋），血肌酐在160～250μmol/L，尿检发现有抗酸杆菌，已进行抗结核治疗。刻诊：腰酸腰痛，劳则加重，身倦乏力，时有盗汗，口干，尿频，舌质尖红，苔薄黄腻，脉细数。

【辨证】气阴两虚夹有湿热。

【治法】益气养阴，清热利湿。

【处方】太子参20g，生黄芪30g，炒白术10g，生薏苡仁20g，川续断10g，桑寄生10g，枸杞子20g，怀山药15g，怀牛膝15g，牡丹皮12g，山茱萸6g，泽泻15g，白茅根15g，车前草20g。

2003年11月15日二诊：患者腰痛较前减轻，仍有盗汗，尿频，舌质红，苔薄黄，脉细数。尿常规：蛋白（＋＋），隐血（＋），白细胞（＋＋）。治宗前法，加重清利湿热，辅以固涩止汗。

【处方】太子参20g，生黄芪30g，生薏苡仁20g，川续断15g，桑寄生15g，枸杞子20g，怀山药20g，仙鹤草20g，瞿麦15g，萹蓄15g，蒲公英20g，碧桃干20g，糯根须20g，凤尾草20g，土茯苓20g，白茅根30g。

2003年12月10日三诊：药后尿频、盗汗减轻，饮食正常，手心觉热，舌质红，苔薄黄，脉细。尿常规：蛋白（＋），隐血（±），白细胞（＋）。

治疗加强养阴退虚热之品。原方加用牡丹皮12g，生地黄12g，山茱萸12g。

2004年1月8日四诊：患者尿常规：蛋白（±），隐血（±），白细胞（±）。无尿频，盗汗缓解，劳累后仍觉腰酸，纳可，便调，血生化示肝功能正常，血肌酐146μmol/L。舌质暗红，苔薄白，脉细。患者经治疗后，临床症状已明显缓解。治疗拟补脾肾气阴，以利患者长期服用。

【处方】太子参15g，生黄芪20g，白术12g，陈皮10g，茯苓15g，生地黄12g，枸杞子20g，山茱萸12g，川续断15g，桑寄生15g，牡丹皮、丹参各12g，赤芍12g，仙鹤草15g，白茅根20g，蒲公英15g。

◆ 解析

◆ 读案心悟

　　对无咳嗽、咳痰、咯血典型肺痨表现，而以血尿等肾症状为主的肾结核，虽然古代中医无相对应的疾病名称，本应参照肺痨治疗，以"扶正杀虫"为原则，但是由于目前抗结核药的使用，使"杀虫"治法的临床地位明显下降，而"扶正"疗法在中西医结合治疗结核病中正发挥着特殊作用。在肾结核的治疗中，"保肾气"是中医治疗的重点和优势，本例患者右肾已切除，其左肾功能的保护已成为治疗成功与否的关键，在服用西药抗结核药的基础上，以益气养阴调补脾肾为主，配合清热利湿、固涩止汗、活血和络等法平补平泻。邹老选用药物不温不腻，不寒不燥，以甘平凉润为主，四诊后患者临床症状明显改善，肾功能也基本稳定，处以调补方剂长期服用以达到正气旺盛，邪不可干。

【引自】周恩超，等.邹燕勤中医肾病临床求真.北京：人民卫生出版社，2014.

姜春华医案

庄某，男，45岁。2003年3月26日初诊。患者12年前因车祸行右肾摘除术，后患者感到腰部酸痛，逐渐明显，伴精神不振，反复低热，午间渐高，进行性消瘦。5年前到医院检查，确诊为"左肾结核"。虽经治疗而病情未见明显好转，去年始肾功能检查发现血清肌酐持续高于707μmol/L，临床进入尿毒症期。因经济困难，患者仅能间断进行血液透析治疗。辗转至我处请求中医治疗。来诊时体温37.8℃，呈中度贫血貌。尿常规：红细胞（＋＋＋），白细胞（＋＋）；肾功能：肌酐462μmol/L，尿素氮153mmol/L。患者腰背酸痛，形瘦神疲，午后潮热，往来反复，面色黧黑，小便短赤，舌淡苔厚腻，脉弦细数。诊断为左肾结核，慢性肾衰竭，尿毒症。

【辨证】气阴两虚。

【治法】抗痨杀虫，益气养阴。

【处方】川黄连10g，百部30g，黄芩10g，鱼腥草30g，金钱草30g，白花蛇舌草30g，生地榆30g，车前子（包煎）30g，党参30g，生黄芪100g，甘草10g。

二诊：服上药7剂，患者体温已趋正常，精神好转，而仍觉腰酸，复查尿常规：红细胞（＋），白细胞（＋）。承原旨。

【处方】川黄连10g，百部30g，土茯苓30g，泽泻30g，金银花30g，白茅根30g，生黄芪100g，杜仲20g，甘草10g。

三诊：上方加减，连续治疗8个月，复查血肾功能见肌酐276μmol/L，尿素氮57mmol/L。尿常规未见明显异常。患者腰酸乏力诸症俱减，消瘦情况无明显加重。乃再进之至今，而病无反复。

◆ 解析

本案的中医辨证比较复杂，但仍有脉络可循，细思之无非因意外失却一肾后正气为虚，痨虫侵入，导致阴虚内热，阳无所根，久亦为伤。故患者其时实乃气血阴阳俱虚而热毒内盛，其病已成危候。然凡此大虚者，难遽以大堆补剂进之，盖所谓"虚不受补"也。顾古人之论，有《素问·通评虚实论》曰："精气夺则虚。"《景岳全书·虚损》言："病之虚损，变态不同，因有五劳七伤，证有营卫藏府，然总之则人赖以生者，唯此精气，而病为虚损者，亦为此精气。"类此种种，无不以脏腑之精气为首要。患者正气已虚，邪毒尤聚，治疗必须在补虚培本的基础上加以杀虫解毒祛邪之法，以求兼顾虚实。吾以参、芪、草补

◆ 读案心悟

益正气，护其根本；另取黄芩、黄连、百部、鱼腥草等清热解毒，捕杀痨虫；金钱草、白花蛇舌草、生地榆、车前子等清热利湿、解毒散结。坚守其法加减用之，虚实两顾，补而不碍，泻而不伤，经久而能维护其性命，盖得其本也。

【引自】尤昭玲，等.肾脏病名家医案·妙方解析.北京：人民军医出版社，2007.

邹云翔医案

叶某，女，27岁。1965年11月19日初诊。患者自幼体弱，1958年觉腰痛，次年在某医院确诊为肾结核，同年7月施行左肾摘除术后，腰痛得已。1965年4月结婚，同年8月又觉腰痛，难以转侧，又至某医院检查发现尿有大量结核杆菌（共查3次），确诊为右肾结核。使用抗结核药物，疗效不著，不能再施行摘除手术，乃来求治。现症见面色萎黄，形体消瘦，右侧腰痛，难以转侧，头昏，精神疲乏，终日欲寐，纳谷呆顿，有时微有尿频，经行后期，舌淡苔白，脉象细而少力。

【辨证】肾虚脾弱。

【治法】益肾健脾，补气养血。

【处方】炙黄芪12g，潞党参9g，炒白芍9g，洋当归6g，冬虫夏草6g，桑寄生9g，南沙参9g，云茯苓9g，大枣（切开）5枚。5剂，水煎服，每日1剂。

另方：冬虫夏草9～15g，同栗子入鸡腹内，炖熟后食之。连续服用1～2个月。

1965年11月25日二诊：服药5剂，并食冬虫夏草炖鸡，无不良反应，病情亦未见进退。原方加血肉有情之品紫河车3g，并加芡实12g，炙甘草3g。水煎服，每日1剂。

1965年12月2日三诊：上方共服13剂，称腰痛、乏力、头昏等症状皆有所好转，纳谷亦稍振。治守原方。

1965年12月15日四诊：叠投益肾健脾、补气养血之品，颇合病机，纳谷增加，精神较振，小便如常，自觉症状已不甚明显，苔薄，脉细。效不更方，原方以续效。

1965年12月30日五诊：患者称1周来无明显不适感觉，精神好，饮食及二便、睡眠均佳。去某医院复查尿找结核杆菌3次，皆为阴性。原方以巩固治疗。

1966年1月8日六诊：近来除略感纳谷欠香外，无明显自觉症状。苔色薄白微腻，脉细有力。再拟原方巩固疗效，并拟炒陈皮3g，炒玉竹3g，每日1剂，泡茶饮之，以化湿醒胃。

七诊：患者服煎剂和冬虫夏草同栗子炖鸡食用，治疗月余，自觉症状消失，尿找结核杆菌阴性。1966年3月4日又复查4次，并导尿培养1次，皆为阴性。1969年生一子。随访13年未见复发。

◆ 解析

本例患者，自幼体弱，先后天不足。肾为先天之本，水火之脏，主骨生髓，藏精。脾为后天之本，主运化，输布水谷精微，升精降浊，为生化之源，五脏六腑、四肢百骸皆赖以养。先后天不足，亦即脾肾不足。"邪之所凑，其气必虚"，患者左肾因结核摘除后，调摄不善，劳累过度，右肾复感染结核，且拮抗结核西药，属先后天不足之虚劳。虚则补之，劳者温之。重用甘温补肾益精髓之冬虫夏草为君，以温中补虚佐之。紫河车、炒当归、枸杞子、桑寄生补肾之精血；党参、黄芪、茯苓、芡实、大枣补气以健脾；炙甘草安五脏，调诸药。本方补而不腻，温而不燥，使肾能作强，脾可健运，本病得以痊愈。

【引自】周恩超，等. 邹燕勤中医肾病临床求真. 北京：人民卫生出版社，2014.

◆ 读案心悟

第十五章　尿路感染

　　尿路感染（urinarytractinfection，UTI）又称泌尿道感染，是由各种病原体入侵泌尿系统引起的尿路炎症。细菌是尿路感染中最多见的病原体（多指大肠埃希菌），其他如病毒、支原体、真菌及寄生虫等也可以引起尿路感染。本章主要讨论由细菌感染引起的尿路炎症。根据感染部位，可将本病分为上尿路感染（肾盂肾炎、输尿管炎）和下尿路感染（膀胱炎、尿道炎），上尿路感染又按肾小管功能受损害及组织解剖变化的情况分为急性和慢性。上、下尿路感染易合并存在。本病为常见的感染性疾病，可发生于所有人群，女多于男，女性病例约为男性的10倍，尤其以育龄期妇女最为常见。

　　本病与中医学的"热淋""劳淋"等相似，可归属于"淋证""腰痛""虚劳"等范畴。

李振华医案

李某，女，60岁。1974年6月麦收后，患尿频，尿道热痛，小腹有下坠感。在当地治疗无效，同年11月下旬来院就诊，以热淋论治。

【辨证】 脾肾气虚，湿热下注。

【治法】 健脾温肾，清利湿热。

【处方】 八正散合导赤散：海金沙50g，金钱草50g，牛膝30g，滑石50g，大黄30g，木通15g，车前子（包煎）20g，萹蓄20g，瞿麦20g，石韦20g，甘草10g，生地黄、木通、生甘草梢、淡竹叶各6g。

服6剂，病情如故。疑其病重药轻。上方加槐角、小蓟凉血通淋，3剂后病势不减。患者转治于西医内、外科，诊断为"膀胱炎"。尿检：蛋白（＋），红细胞少量，白细胞（＋＋）。呋喃妥因、乌洛托品、土霉素治疗，症状仍无缓解。于1974年12月10日再次来诊。

1974年12月10日二诊：面色㿠白；神疲乏力尿频，白昼7～8次、夜间10次左右。小便时尿道疼痛，痛苦呻吟，小便后疼痛持续1～2分钟，并有怕冷、食少、喜热饮、小腹坠痛、大便干结、脉象短无力、舌苔薄滑等症。脉证合参。

【处方】 党参30g，炒白术10g，炮附子5g，炒山药24g，熟地黄12g，陈皮10g，茯苓12g，生薏苡仁15g，泽泻10g，龙胆1.5g。1剂，水煎服。

三诊：自觉腹中气动，尿道热痛减轻。参、附已投病机，再加肉桂6g以助肾阳气化，升麻3g以举下陷之气。3剂。每日1剂，水煎服。

四诊：尿道热痛明显减轻，大便通畅，小便减为昼夜7～8次。上方继服3剂，另服金匮肾气丸10丸，诸症消失，饮食增加，尿检无异常。1976年6月随访，淋证再未复发。

◆ 解析 ～～～～～

◆ 读案心悟

本例淋证热痛为标，阳虚气陷为本。初

诊时仅着眼于小便热痛和大便干结，不知小便热痛是阳虚不化、湿热下注所致，其怕冷、喜热饮即为佐证；大便干结，并无黄燥之苔，反而舌苔薄滑并见，是脾失健运，阳虚气陷，推动无力使然，并非热结，伴见小腹坠痛即为佐证。初治用苦寒剂治阳虚证，无异于冰上加霜。服苦寒6剂不效，仍迷途不返，而误认为病重药轻，更加凉血之品再服，其病愈治愈重则在所必然。患者用西药治疗仍不效，12月10日再次来诊。此时医者才认清了其阳虚病本，用附桂理中汤加减治之。附桂温肾阳，参术健中气，佐以山药、熟地黄补肾乃阴中求阳，升麻提升中气，薏苡仁、泽泻、龙胆清热利湿通淋。同样也用清利湿热之品，但龙胆仅用1.5g，意在兼顾下焦湿热之标，为佐使药，君药附桂以补肾阳为主。肾阳复则气化有权，中气健则湿热分消，故服之1剂即效，6剂而愈。

【引自】贺学林.医林误案.西安：陕西科学技术出版社，2010.

赵 绍 琴 医 案

吕某，女，28岁。1989年9月5日初诊。主诉：自3日起，因服冷饮之后，自觉恶寒发热，排尿不适，尿频，尿急，继而发冷寒战恶风，尿道灼热刺痛，去医院就诊。检查：体温39.6℃，白细胞计数2.3×10^9/L。尿常规检查：白细胞30～50个/HP，红细胞10～20个/HP，脓球少量。诊为急性泌尿系感染，用抗生素及解热止痛药后，大汗出，热退，寒战止，第二天开始又复作，求赵老诊治。观症发热恶风，尿频，尿急，尿道灼热刺痛，尿急不尽，小腹拘急，腰部发凉且痛，舌质红、苔薄白，脉滑细且数，体温38.6℃。尿常规检查：白细胞满视野，红细胞20～30个/HP，脓细胞大量。

【辨证】湿热蕴郁，下注膀胱。

【治法】清热化湿，凉血通淋。

【处方】荆防败毒汤加减：荆芥6g，防风6g，前胡6g，独活6g，生地榆10g，滑石10g，瞿麦10g，木通2g，炒山栀子6g，炒槐花10g，大腹皮10g，焦三仙（焦山楂、焦神曲、焦麦芽）各10g，白茅根、芦根各20g。水煎服，每日1剂。前后进退27剂痊愈。

◆ 解析

此患者素体湿热较盛，又进冷饮，寒湿外袭，内外湿热相合，传入膀胱气化失司，水道不利，发为淋证。赵老认为，患者虽恶寒较重，甚则寒战，但并非冷淋。冷淋多为肾气不足或命门虚寒。因此，治疗先必化湿邪为主，兼以清热方法。这里赵老重用风药，老师认为风能胜湿、风能开郁、风能调畅气机。另外，必须注意饮食宜忌，饮食宜清淡，生冷辛辣细腻当禁之。

◆读案心悟

【引自】彭建中. 赵绍琴临证验案精选. 北京：学苑出版社，1996.

金 洪 元 医 案

王某，女，76岁。2009年6月30日初诊。诉尿频，尿痛，小便淋沥不已数月余，遇劳加重，休息后可减轻，腰部酸痛，下肢肿胀，自觉乏力，怕冷，舌淡，苔白，脉沉细。查尿常规示白细胞（＋＋＋）。

【辨证】脾肾两虚。

【治法】健脾益肾。

【处方】茯苓20g，猪苓20g，泽泻15g，桂枝10g，炒白术20g，生山药15g，桑寄生15g，菟丝子15g，金毛狗脊20g，杜仲20g，附子（先煎）3g。

5剂，日1剂，水煎服400mL，早、晚分服。嘱勿过度劳累。

二诊：诉腰部酸痛，下肢水肿好转，怕冷症状减轻，仍尿痛，舌淡，苔微黄，脉沉细。查尿常规示白细胞（＋＋）。治法同前。

【处方】茯苓20g，猪苓20g，生山药15g，金毛狗脊20g，杜仲20g，乌药15g，瞿麦草20g，萹蓄20g，阿胶（烊化）15g，柴胡20g，白芍20g。

5剂，日1剂，水煎服300mL，早、晚分服。

三诊：诉尿痛，尿余沥症状明显减轻，舌淡，苔微黄，脉沉细，查尿常规示白细胞阴性。守法同前。上方加入仙鹤草20g，继服7剂，诸症消失。

名医小传

金洪元，男，1937年出生，江苏省南京市人，教授、主任医师、享受国务院特殊专家津贴。擅长诊治肝、脾胃、肾、内伤及肿瘤等疑难杂症。他学识渊博，融通古今，医术精湛，常获奇效。其全方位的辨证论治和养生保健方法，将中医药的学科优势推向更高的层次，其卓著的疗效和高尚的医德，在国内外享有很高声誉，深受广大患者的拥戴。

第十五章 尿路感染

◆ 解析

患者尿频，尿痛，小便淋沥不已数月余，遇劳加重，休息后可减轻为劳淋的典型症状。淋证日久，热郁伤阴，湿遏阳气，致脾肾两虚，故自觉乏力，怕冷；腰为肾之府，故腰部酸痛；脾肾两虚，水湿失于运化，故下肢水肿。方中生山药、茯苓、泽泻健脾利湿，菟丝子、杜仲、金毛狗脊、桑寄生益肾固涩，附子温通阳气，猪茯苓利水通淋，桂枝入膀胱温阳化气助利小便之力，共奏健脾益肾、温阳利水

◆ 读案心悟

之功。瞿麦草、萹蓄利尿通淋，除膀胱湿热；

乌药温肾，同山药合用，共起益肾固涩之效；

阿胶、白芍、柴胡可滋阴，仙鹤草利湿通淋。

诸药合用，利水通淋与健脾益肾并进，利水而

不伤阴，补而不滞，故疗效显著。

【引自】王莒生，等.名老中医经验集.北京：中国中医药出版社，2011.

何世英医案

梁某，女，35岁。1971年8月23日初诊。3天来发高热，每天有寒战两三次。纳呆，呕吐，大便秘结，尿少，尿频，尿液混浊而赤，腰部压痛。舌质嫩红，舌苔白腻中黄，脉弦滑而数。尿常规：蛋白（＋），红细胞（＋），白细胞15～20个/HP，可见成堆脓细胞。

【辨证】湿热蕴结。

【治法】清热和解，利湿止血。

【处方】竹叶9g，萹蓄18.8g，瞿麦12.5g，牡丹皮9g，柴胡6g，竹茹9g，大黄6g，栀子炭9g，白茅根31g，小蓟炭18.8g，青黛6g。水煎服，2剂。

1971年8月25日二诊：昨日下午发热已退，未寒战。吐止，大便畅下，尿频减轻，尿色尚浊赤。舌苔同前，脉弦滑略数。前方去柴胡、大黄、竹叶，加苦参9g，黄檗9g。

1971年8月31日三诊：未发热，一般情况好，食欲已振，尿量增多，尿色正常。尿常规：蛋白（－），白细胞0～3个/HP，红细胞0～1个/HP。服下方善后巩固：生地黄9g，牡丹皮9g，苦参9g，黄檗9g，石韦9g。

◆ 解析

湿热郁结膀胱，血热内行受阻，方用清热和解、利湿止血法，本方先清

◆读案心悟

热后止血，萹蓄、瞿麦清热利水通淋，在患者身热，便秘之时，加大黄泻火通便；并加竹叶、柴胡清热和解，清热之功恰到好处；另用栀子炭、白茅根、小蓟炭凉血止血；佐予青黛、牡丹皮清热解毒，凉血，使清热止血之功更强。药仅8剂而病止。

【引自】孙艳明. 中国百年百名中医临床家丛书——张梦侬. 北京：中国中医药出版社，2004.

张梦侬医案

唐某，女。1968年10月29日初诊。主诉：反复尿频尿急尿痛1年余，近发已3天。病史：1年前，因产后第3个月，汗出淋雨而起小便频急短赤，日夜20余次。伴恶寒发热，头目胀痛，口燥咽干，小腹坠胀作痛。经用西药（药名不详），病情缓解。此后反复发作。3天前，又尿频尿急，尿时艰涩刺痛，伴小腹胀坠作痛，自觉膀胱如汤渍，尿道内痒痛难名。检查：诊脉沉弦而数，舌红苔黄腻。查尿：白细胞（＋＋＋），红细胞（＋＋）。尿液涂片镜检，发现大肠埃希菌。中医诊断：热淋；西医诊断：尿路感染。

【辨证】热邪结于下焦，膀胱气化失职。

【治法】清利下焦湿热，宣通膀胱气机。

【处方】白薇、升麻、柴胡、黄檗、知母、茺蔚子、天葵子、栀子、炒地肤子各10g，六一散（包煎）、车前子（包煎）各15g，蒲公英、紫花地丁各30g，桂枝5g。

水煎，每日1剂，分3次温服。

1968年11月5日二诊：服药5剂，尿次已减大半，二便通调，坠胀痒痛已平。已过月经汛期，至今月事未行。脉弦涩寸关大，舌红苔白。

【处方】紫花地丁、白茅根、蒲公英各30g，白薇、茺蔚子、沙参各15g，泽兰、栀子、甘草梢、知母、桔梗、升麻、天葵子各10g。

1968年11月25日三诊：服上方10剂后，原病已愈，查尿常规正常，月经已潮，嘱不必吃药。

◆ 解析

《景岳全书·淋浊》谓"淋之初病，则无不由热剧"。张老在治疗时充分考虑了湿热蕴结下焦，导致膀胱气化不利所致病机，同时使用清利下焦湿热、宣通膀胱气机之法，疗效较佳。

方中白薇清热凉血，利尿通淋，柴胡、升麻退热兼升阳；知母清热泻火，润燥；黄檗清热燥湿；六一散清暑利湿；茺蔚子清热安神；栀子、车前子、蒲公英、紫花地丁各均行清热，解毒，利尿之功；佐予桂枝解肌温经；全方既清热燥湿、利尿通淋，使湿热从小便而去，又酌配解表之品，使血脉通畅，升举产后小腹坠胀，防瘀热互结，此为方中配伍亮点。

【引自】俞良栋.中国百年百名中医临床家丛书——张梦侬.北京：中国中医药出版社，2012.

◆ 读案心悟

张琪医案

杨某，女，50岁。1987年11月19日初诊。19年前曾患尿频，尿急，尿痛，发热，腰痛，当时诊为"肾盂肾炎"，用抗生素治愈。以后每年均有1～2次复发，用抗生素治疗症状可缓解。近半年来发作频繁，约1个月发作1次。20天前武鸣县诱因上症又复发，用呋喃妥因、吡哌酸治疗效果不显。现症腰痛尿频，尿道灼热感，倦怠乏力，口干不欲饮，手足心热，舌质淡红，脉细无力。尿常规检查蛋白（－），白细胞大于50个/HP，中段尿细菌培养：细菌数大于10^5/mL。湿热之邪蕴结下焦，日久则暗耗气阴，气阴两虚故见倦怠乏力，手足心热，口干不欲饮，舌质淡红，脉细数无力等；膀胱湿热未净，气化不利故见尿频、尿道灼热等症。诊断：慢性肾盂肾炎，劳淋。

【辨证】气阴两虚，湿热留恋。

【治法】益气养阴，清利湿热。

【处方】黄芪30g，党参20g，石莲子15g，茯苓15g，麦冬15g，车前子（包煎）15g，地骨皮15g，瞿麦20g，萹蓄20g，蒲公英30g，白花蛇舌草50g，甘草10g，水煎日2次服。

1987年11月26日二诊：服前方6剂，尿频及尿道灼热感均减轻。效不更方，继续服前方治疗。

1987年12月4日三诊：除腰酸乏力外，其他症状均消失，舌质淡红，苔薄白。尿检白细胞10～20/HP，中段尿细菌培养转阴。继续服前方20剂。

1987年12月25日四诊时，尿检白细胞1～3/HP，中段尿细菌培养仍为阴性。尿路症状未再出现，腰酸及乏力症状减轻。嘱其继服前方10剂以巩固疗效。半年后复查，疾病未有复发，尿常规及细菌培养均为阴性。

◆ 解析

本案劳淋，属转化期气阴两虚膀胱湿热证，本证型临床最为常见。方中黄芪、党参、茯苓、甘草补脾益气，合麦冬、地骨皮、石莲子养阴而清心火，增白花蛇舌草、瞿麦、萹蓄、车前子等清利下焦湿热，解毒通络，共奏益气养阴、清利湿热之功效。扶正祛邪，恰中病机，不仅近期疗效好，远期疗效亦较为理想。

◆读案心悟

【引自】王丽敏.肾病效验录.北京：学院出版社，2013.

龚丽娟医案

吴某，女，53岁。2011年1月15日初诊。反复尿频、尿急、尿痛2个月。患者2010年11月因劳累后出现尿频、尿急、尿痛，在南京市某医院诊断尿路感染，给予抗感染治疗，症状好转出院。近日疲劳后再发，查尿常规：白细胞（＋＋＋），症见腰部酸痛，疲劳乏力，尿频急，有灼热刺痛感，唇红，舌淡有紫气苔薄白，脉细。中医诊断：淋证；西医诊断：尿路感染。

【辨证】肾虚湿热下注。

【治法】滋肾清利。

【处方】知母10g，黄檗6g，肉桂（后下）3g，太子参10g，生地黄10g，生薏苡仁20g，山茱萸6g，苍术10g，黄精10g，枸杞子10g，荔枝草15g，虎杖15g，大蓟、小蓟各15g，白花蛇舌草15g，白茅根15g。14剂，颗粒剂冲服。

2011年1月29日二诊：药后尿频急缓解，自觉胃脘不适，胀气，嗳气、矢气则舒，大便正常，舌苔白腻，脉细。证属脾胃虚寒，健运失畅。治拟健脾温胃，理气调中。

【处方】紫苏梗10g，藿香10g，厚朴6g，法半夏10g，陈皮10g，干姜3g，香附10g，神曲10g，木香6g，砂仁（后下）3g，枳壳6g，鸡内金6g，炒谷芽10g，吴茱萸3g，黄连3g，佛手6g。14剂，颗粒剂冲服。

2011年2月12日三诊：药后胃脘不适有所减轻，小便时有刺痛感，腰酸痛，舌淡暗、苔薄白，脉细。再拟滋肾清利，健脾和胃。

【处方】生黄芪20g，太子参20g，生地黄10g，山茱萸6g，桑寄生10g，杜仲10g，独活10g，知母10g，黄檗6g，荔枝草10g，白花蛇舌草15g，红花10g，鸡内金10g，焦神曲12g。14剂，颗粒剂冲服。

2011年4月30日四诊：停药后小便不适又发，小便灼热感，偶有刺痛，腰酸背痛，喜温，苔薄微黄，脉细。查尿常规：白细胞（＋＋＋），白细胞971×10^6/L。肾虚湿热内蕴，膀胱气化不利，治拟益肾清利。

【处方】生黄芪20g，太子参20g，生地黄、熟地黄各10g，山茱萸6g，淫羊藿10g，巴戟天10g，台乌药10g，知母10g，黄檗6g，肉桂（后下）3g，白花蛇舌草15g，土茯苓15g，枳壳6g，紫河车3g。14剂，颗粒剂冲服。

2011年5月14日五诊：5月13日查尿常规：白细胞（＋＋＋），小便尚调，腰骶部酸痛，突发性头晕，休息后则缓，舌暗有紫气、苔薄白，脉细。

【处方】知母10g，黄檗6g，生地黄、熟地黄各10g，山茱萸6g，枸杞子10g，怀山药10g，菊花6g，天麻6g，葛根10g，钩藤10g，川芎6g，鸡血藤15g，白花蛇舌草15g，土茯苓15g，枳壳6g，紫河车6g。

14剂，颗粒剂冲服。

◆ 解析

该患者为老年女性，尿频、尿急反复发作，属中医学"淋证""劳淋"范畴。龚老认为淋证的发生，为湿热之邪蕴结膀胱，正如《诸病源候论·淋病诸侯》所云："诸淋者，由肾虚而膀胱热故也。"本病在老年女性中发生率较高，因女子"以血为本，以气为用"。肝为乙木，肾为癸水，乙癸同源，两者中任何一方不足，都会导致另一方的亏虚，常易致气血耗伤，肝、脾、肾功能失调，湿热之邪乘虚而入，而罹患本病。该患反复使用抗生素治疗，抗生素为苦寒之品，久用易伤人体阳气，阳虚则气化无力，湿热之邪留恋机体，可致脾为湿困，脾肾阳虚，湿热与阳虚相互作用，形成恶性循环。故临床强调标本同治，补脾肾之虚为治本，祛湿热

◆ 读案心悟

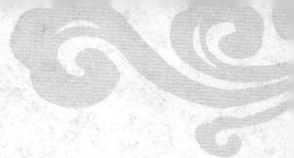

之邪为治标，常以健脾滋肾、清热利湿为法治疗本病，方选知柏地黄汤加减。常合用肉桂：一则肉桂通阳化气，可调整膀胱气化功能；二则寒热并用，兼顾脾胃。另外，考虑患者已绝经，雌激素水平下降，加用紫河车以补肾填精，培补元气，使得下元得固，根本得充，庶可扶正祛邪，邪不得犯。

【引自】盛梅笑．龚丽娟治疗肾病临证实录．北京：人民卫生出版社，2014.

周仲瑛医案

尤某，女，71岁。2010年5月14日初诊。反复尿频、尿急、尿痛8个月余。有冠心病病史，近8个月来反复尿频、尿急、尿痛。症见少腹坠胀，刺痛，尿频，口苦，腰部酸痛，舌偏红苔白厚腻，脉细。尿常规：隐血（＋＋），白细胞（＋＋），细菌（＋＋＋）。中医诊断：淋证；西医诊断：尿路感染。

【辨证】湿热下注，膀胱气化不利。

【治法】滋肾清利。

【处方】知母10g，黄檗10g，肉桂（后下）3g，生地黄12g，怀山药12g，土茯苓15g，白花蛇舌草15g，荔枝草15g，台乌药10g，虎杖15g，制大黄8g，生甘草5g。7剂，水煎服。

2010年5月22日二诊：尿常规：隐血（＋），余（－）。药后一般情况尚可，尿频刺痛减轻，胸闷气短，口苦黏，食欲正常，大便已调，夜寐欠佳，入睡困难，易醒，舌暗红苔薄，脉细。证属心肾两虚，湿热未清，气血运行失畅。再拟滋肾清利，交通心肾，活血通脉。上方加太子参15g，天冬、麦冬各10g，五味子10g，紫丹参15g，制大黄改5g。14剂，水煎服。

2010年6月5日三诊：隐血（＋＋），白细胞（＋），白细胞29×10⁶/L。

最近咳嗽，咽痒痰黄难咳，尿频不畅，舌红苔白微黄，脉细。肺失清肃，痰热内蕴，肾虚膀胱气化不利。治拟清肺泄热，滋肾通淋。

【处方】桑白皮15g，地骨皮30g，黄芩10g，青黛3g，海蛤壳15g，枇杷叶10g，知母10g，黄檗10g，肉桂（后下）3g，台乌药10g，枳壳10g，蒲公英15g，车前草15g，白茅根30g。14剂，水煎服。

2010年6月19日四诊：隐血（＋＋），白细胞（＋＋），白细胞17×10⁶/L，药后咳嗽已平，少腹坠胀，小便不畅，频数，夜尿多，舌暗红苔薄白，脉细小数。年逾七旬，肾气亏虚，肝郁不达，膀胱气化不利。再拟疏肝理气，益肾清利。

【处方】醋柴胡10g，枳壳10g，赤芍、白芍各10g，青皮10g，台乌药10g，太子参15g，知母10g，黄檗10g，白花蛇舌草15g，荔枝草15g，延胡索10g，川楝子10g，升麻10g。14剂，水煎服。

2010年7月3日五诊：药后诸症改善，唯感疲劳乏力，夜尿频多，舌暗红苔薄白，脉细。年老体亏，肾虚不固，治拟益肾固摄。

【处方】煅牡蛎30g，枸杞子10g，五味子6g，金樱子10g，菟丝子10g，覆盆子10g，白芍10g。14剂，颗粒剂冲服。

◆ 解析

本案患者年逾七旬，初诊时表现为小便频急，尿道刺痛，少腹坠胀、隐痛等尿路感染的症状，病机为湿热下注，膀胱气化不利，气机失于调畅，治以滋肾清利，疏肝解郁、调畅气机，方选知柏地黄汤加减。老年人慢性肾盂肾炎长期菌尿，反复发作、重在整体调治，以增强自身抑菌能力，在病理上既有脾肾亏虚，又有心肝气郁，兼有下焦湿热，络脉失和的特点。故在治疗上以补益脾肾之气，疏调厥少之郁，佐以清利湿

◆ 读案心悟

热，活血和络综合调理，最后以益肾固
摄颗粒剂冲服以巩固疗效。

【引自】王丽敏．肾病效验录．北京：学苑出版社，2013．

高辉远医案

陈某，女，32岁。1990年2月24日初诊。患者始于1989年12月中旬因不明原因出现周身不适，尿频，尿急，尿痛，在本院门诊诊断为泌尿系感染，予常规量服用呋喃妥因及其他消炎药，症状时轻时重，迁延不愈，而收入中医病房。现症见一般情况好，体温、脉搏正常，双肾区叩压痛（＋），舌红，舌根苔黄，脉细数。尿常规检查：蛋白（±），白细胞满视野，红细胞多数。

【辨证】阴虚湿热。

【治法】滋阴清利。

【处方】狗脊10g，萆薢10g，茯苓10g，法半夏10g，陈皮10g，猪苓10g，泽泻10g，黄檗10g，知母10g，生地黄15g，白茅根15g，炙甘草5g。水煎服，每日1剂。

1990年3月2日二诊：患者服药后尿频、尿急、尿痛好转，但尿色仍黄，排尿不畅，舌红，苔心黄，脉细弦。尿常规检查：上皮细胞3～6个/HP，白细胞4～6个/HP，蛋白（±）。

【处方】狗脊10g，萆薢10g，茯苓10g，猪苓10g，泽泻10g，白术10g，桂枝8g，川牛膝10g，天花粉10g，首乌藤15g。水煎服，每日1剂。

1990年3月6日三诊：患者尿频、尿急、尿痛消失，腰痛明显减轻，因稍有受凉，出现咽痛不适，遇冷足跟疼痛。观舌质红，苔薄黄，诊两脉细弦。尿常规检查：白细胞1～2/HP，红细胞偶见，余均阴性。守上方加紫苏叶10g，桔梗10g。水煎服，每日1剂。再进6剂，药尽症消，经2次尿常规检查阴性，中段尿培养阴性，痊愈出院。

◆ 解析

　　方中首选狗脊、萆薢以强肝肾利水通淋，同时以知柏地黄汤合二陈汤化裁，滋阴泻火、燥湿祛邪，消其内热以止隐性血尿。服药后患者尿频、尿急、尿痛明显好转，舌脉象、尿常规检查有减，考虑患者肾气不足，不宜过多用苦寒，故中病即止。二诊改用五苓散加味，以通阳化气利水。三诊时尿频、急、痛皆除，腰痛渐减，尿检近于正常。复因受凉，出现咽部疼痛不适，遇冷足跟痛。为巩固疗效，早除新证，守原方加紫苏叶、桔梗续服，汤剂尽，新旧证消，2次尿常规检查阴性，中段尿培养阴性，患者愉快出院上班。

　　【引自】王发渭，等.高辉远验案精选.北京：学苑出版社，1995.

◆ 读案心悟

第十六章　尿路结石

尿路结石系指一些晶体物质（如钙、草酸、尿酸、胱氨酸等）和有机基质（如基质A、Tamm-Horsfa11蛋白、酸性黏多糖等）在泌尿系统中的异常聚集。

尿路结石的临床表现及特点取决于结石的大小、部位、引起梗阻的程度及有无继发感染等。多数患者有不同程度的腰腹或尿道疼痛及血尿；结石梗阻或反复感染者可并发肾积水、梗阻性肾病及肾衰竭等严重并发症，临床上危害很大。

尿路结石属于中医学"石淋""血淋"范畴。中医学认为，本病因感受外邪、饮食不节、情志失调、劳倦过度，致湿热蕴阻、气滞血瘀而发。本病的一般演变规律多为湿热之邪蕴结下焦或邪气化火，移热于肾，日久伤及肾阴，阴损及阳，或过用清利之品，损伤阳气，肾阳虚不能温煦脾阳，使脾肾两虚，而出现正虚邪实的症状。发病早期以实证表现为主，后期以虚实夹杂表现为主。

黄春林医案

周某，女，38岁。2005年6月16日因"双肾结石病史10年"初次来诊，既往有慢性浅表性胃炎病史。当时症见精神疲倦，面色萎白，乏力，双侧腰部酸痛，心烦，经前乳房胀痛，胃脘部时有胀满感，嗳气泛酸，口干口苦，纳可，眠欠佳，二便调，舌质暗红，苔黄腻，脉弦细。查体：血压120/70mmHg，心肺无异常，腹软，无压痛、反跳痛，肌紧张，右肾区叩击痛（±），双下肢无水肿。辅助检查：泌尿系B超显示双肾大小形态正常，包膜光滑，双肾集合系统内见数个强回声光团，较大的约4mm×3mm（右肾中上部）、2mm×3mm（左肾下部），后方伴声影，双侧输尿管未见明显扩张。西医诊断为：双肾结石，慢性浅表性胃炎；中医诊断：石淋、腰痛，胃痞证（肝胃不和）。

【辨证】脾肾气虚，湿热瘀阻。

【治法】健脾益肾，清热利水，活血化瘀。

【处方】太子参15g，山药20g，茯神20g，炙甘草10g，金钱草30g，海金沙15g，鸡内金15g，车前草30g，白茅根25g，合欢花15g，炒薏苡仁25g，浙贝母15g，海螵蛸（碎）15g，木香15g，广藿香5g，丹参25g。

嘱患者多饮水，每日2000～3000mL，少食用杨桃、芒果等湿热性水果。

2005年7月7日二诊：患者腰痛好转，仍感疲倦，伴有头晕不适，泛酸嗳气，乳房胀痛等症状明显好转，余无特不适，未复查泌尿系B超，查体：血压115/80mmHg。在上方基础上去太子参，加黄芪20g，加大益气之力，酌加天麻平肝止眩。

2005年9月13日三诊：患者头晕、睡眠好转，自感口干明显，下腹部不适，胃脘部痞满，泌尿系B超提示右肾小结石（约2mm×2mm），左肾未见明显结石声像。患者睡眠好转，上方易茯神为茯苓15g，头晕好转可去天麻，患者口干明显，胃脘部痞满感，减上方白茅根、车前草之寒凉，加石斛15g，法半夏5g，麦芽30g，炒黄连5g，延胡索20g。

2005年10月8日四诊：患者腰痛基本消失，胃脘部不适症状好转，已无口干，原方加续断20g加强固本之效。

以上方加减服用约6个月后患者病情稳定，至2006年5月复查泌尿系B超提示未见明显结石征象，继续守前法治疗。为预防结石再发，坚持服用五淋化石丸、复方黄芪口服液巩固疗效，随访至2008年底，未见结石复发。

◆ 解析

本例患者精神疲倦为脾肾气虚，气血津液生化乏源，无力濡养精神之象；脾主肌肉，脾胃气虚，四肢肌肉无所禀受，故四肢乏力；气血生化不足，血不足不荣于面，而见面色萎白；心神失养可见心烦，眠差；口干口苦为湿热耗伤阴液之象。黄春林教授给予太子参、茯神、山药、炙甘草健脾益气。四君子汤加减还可常用于慢性胃炎属脾气虚者，对该例患者尤为适合。金钱草、海金沙、鸡内金化石溶石，结合车前子、白茅根清热利尿，促进结石排出。患者既往有慢性胃炎病史，时有泛酸嗳气，经前乳房胀痛，证属肝胃不和，在上方基础上酌加合欢花疏肝解郁，加海螵蛸、浙贝母等贝壳类药物制酸止痛。考虑补益药偏于温补滋腻，黄春林教授在上方的基础上酌加木香行气健脾。患者三诊时，口干明显，胃脘部痞满症状加重，考虑前方补益之药太过温补而伤阴，利尿之剂有太过寒凉伤胃之弊，故在上方基础上减白茅根、车前草，酌加法半夏、少许炒黄连，有"辛开苦降除痞满"之意，同时现代药理学研究还表明，黄连对幽门螺杆菌有较强的抗菌作用。

◆ 读案心悟

【引自】刘旭生，等. 黄春林教授肾病医案医话集. 广州：广东科技出版社，2012.

龚丽娟医案

洪某，男，34岁。2011年11月5日初诊。患者2010年因覆痛检查发现右肾积水，右输尿管结石，服中药治疗，近期复查B超：左侧输尿管下段结石。刻诊：腰部胀痛，牵及左少腹，小便色黄，排尿尚利，舌红，苔黄腻，脉滑数。中医诊断：石淋；西医诊断：输尿管结石。

【辨证】湿热蕴结下焦，结石内停，膀胱气化不利。

【治法】清热利湿，通淋排石。

【处方】金钱草30g，海金沙（包煎）15g，冬葵子15g，瞿麦15g，萆薢15g，肉桂（后下）5g，知母10g，黄檗10g，王不留行15g，皂角刺15g，台乌药10g，蓽草30g。14剂，水煎服。

2011年11月19日二诊：药后症情好转，小便时有分叉，小腹作胀，伴有头昏，舌红，苔薄，脉滑数。继拟排石通淋。原方加石韦15g，土茯苓15g。28剂，水煎服。

同时嘱患者多饮水、适当运动，并配合鸡内金粉、琥珀粉口服。

2011年12月24日三诊：患者3天前少腹疼痛，排出结石1枚。刻诊：腰腹隐痛，尿频，小便色深，大便偏干，舌暗红，苔薄白，脉细。肾虚膀胱气化不利。治拟益肾清利排石。

【处方】生黄芪15g，党参15g，生地黄12g，枸杞子12g，怀山药12g，茯苓12g，杜仲15g，桑寄生15g，川续断15g，怀牛膝10g，石韦15g，虎杖15g，金钱草15g，红花10g。14剂，水煎服。

◆ 解析 ◆读案心悟

本病例常用药以金钱草、海金沙、

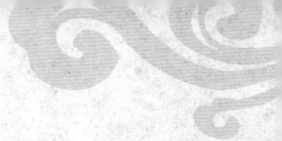

冬葵子、石韦、瞿麦、萹蓄清热利湿。同时结石为邪实阻滞，故方中常加炮山甲、王不留行、皂角刺以活血通络，引石下行，收到较好疗效。结石排出后再从益肾扶正巩固前效。

【引自】盛梅笑．龚丽娟治疗肾病临证实录．北京：人民卫生出版社，2014．